10分钟 手足耳 对症按摩

沈卫东/主编

U0341615

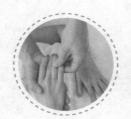
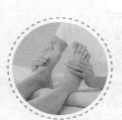
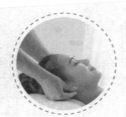

吉林科学技术出版社

图书在版编目（CIP）数据

10分钟手足耳对症按摩 / 沈卫东主编. -- 长春：
吉林科学技术出版社，2020.9（2022.11重印）
ISBN 978-7-5578-6990-8

Ⅰ. ①1… Ⅱ. ①沈… Ⅲ. ①手—按摩疗法(中医)②
足—按摩疗法(中医)③耳—按摩疗法(中医) Ⅳ.①R244.1

中国版本图书馆CIP数据核字(2020)第053561号

10分钟手足耳对症按摩

10 FENZHONG SHOU-ZU-ER DUIZHENG ANMO

主　　编　沈卫东
出 版 人　宛　霞
责任编辑　隋云平　朱　萌　冯　越
封面设计　李　松
制　　版　长春美印图文设计有限公司
幅面尺寸　165 mm×230 mm
开　　本　16
印　　张　12
字　　数　200千字
印　　数　11001-46000册
版　　次　2020年9月第1版
印　　次　2022年11月第3次印刷

出　　版　吉林科学技术出版社
发　　行　吉林科学技术出版社
地　　址　长春市福祉大路5788号
邮　　编　130118
发行部电话/传真　0431-81629529　81629530　81629531
　　　　　　　　　81629532　81629533　81629534
储运部电话　0431-86059116
编辑部电话　0431-81629518
印　　刷　天津海德伟业印务有限公司

书　　号　ISBN 978-7-5578-6990-8
定　　价　42.00元

前 | 言

不去医院，自己如何能够准确判断身体的健康问题？

没有医生指导，如何能够快速找到反射区及穴位并进行有效地按摩？

不打针吃药，自己如何利用体表反射区减轻病痛？

······

人体的五脏六腑与体表是互相联系的，也就是说，人体的各部位器官在手部、足部、耳部都可以找到与其相对应的部位及反射区，身体出现不适，我们可以通过一定的理疗手段有针对性地减轻病痛。

本书系统介绍手足耳按摩疗法的基础理论，治疗各种常见病及日常保健的方法，通过图示帮助读者找准相应的反射区、反应点及穴位，根据不同病症详解最有效地按摩方法，每种病症和亚健康状况都能通过积极的按摩得到有效缓解。

书中图文并茂，以图示的方法，详细展示了各个部位的穴位及反射区，明确其主治功效，且有非常强的操作性，没有任何医学基础的人都能学会如何进行自我按摩。

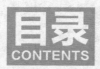

目录
CONTENTS

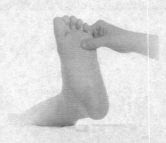

第一章 按摩前应了解的知识

01 | 手部是把握健康的钥匙 / 008

02 | 足部是不可忽视的健康特区 / 010

03 | 耳朵是全身健康的法宝 / 012

04 | 手足耳按摩的家庭常用工具 / 014

05 | 手足耳按摩常用的介质 / 016

06 | 手足耳按摩的操作手法 / 017

07 | 手足耳按摩的注意事项 / 020

第二章 常见病痛的按摩疗法

01 | 感 冒 / 022

02 | 哮 喘 / 026

03 | 胃 痛 / 032

04 | 胃肠炎 / 036

05 | 便 秘 / 045

06 | 腹 泻 / 049

07 | 失 眠 / 055

08 | 头 痛 / 060

09 | 眩 晕 / 065

10 | 鼻 炎 / 068

11 | 咽喉炎 / 072

12 | 耳鸣、耳聋 / 077

13 | 口腔溃疡 / 083

14 | 面 瘫 / 086

15 | 颈背痛 / 091

16 | 颈椎病 / 095

17 | 腰肌劳损 / 099

18 | 足跟痛 / 103

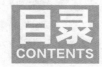

目录
CONTENTS

| 第三章 | 对症按摩治疗中老年疾病 |

01 | 高血压 / 108

02 | 高脂血症 / 113

03 | 糖尿病 / 118

04 | 冠心病 / 122

05 | 肩周炎 / 125

06 | 骨质疏松症 / 129

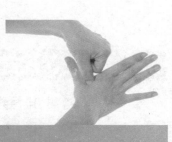

| 第四章 | 对症按摩治疗妇科病 |

01 | 月经不调 / 134

02 | 痛　经 / 137

03 | 更年期综合征 / 141

04 | 慢性盆腔炎 / 146

05 | 白带过多 / 153

06 | 崩　漏 / 157

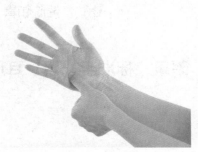

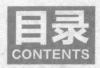

目录
CONTENTS

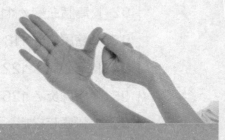

第五章 对症按摩治疗男性病

01 | 前列腺炎 / 160

02 | 阳　痿 / 164

03 | 遗　精 / 169

第六章 美容保健特效按摩

01 | 排毒养颜 / 174

02 | 祛　皱 / 177

03 | 丰胸、美胸 / 179

04 | 养心安神 / 181

05 | 疏肝利胆 / 183

06 | 健脾和胃 / 186

附录　标准手、足、耳反射区图 / 189

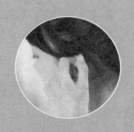

第一章
按摩前应了解的知识

01 手部是把握健康的钥匙

手掌虽小，却包含着身体的全部信息。手掌上有身体的投影，通过适当的刺激可以调整身体的状态，达到治病、强身的作用。

手部按摩
自古有之

手部按摩疗法由来已久，不仅在中国，在埃及、日本，甚至是欧洲，很早就有关于手部按摩的记载，手部按摩一直是人们保健养生的辅助手段之一。

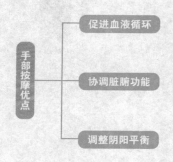

手部按摩优点
- 促进血液循环
- 协调脏腑功能
- 调整阴阳平衡

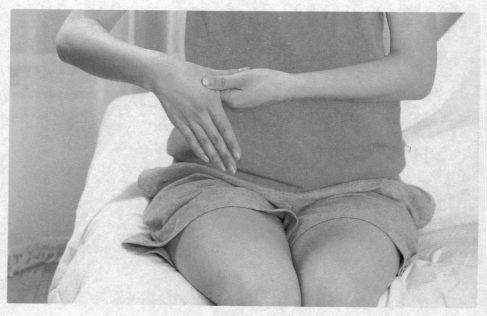

五指是多条经脉的起止点

分类	经脉	主治概要
拇 指	手太阴肺经	手太阴肺经止于拇指桡侧端的少商穴，主治咳喘、咯血、咽喉痛等肺部病症
食 指	手阳明大肠经	手阳明大肠经起于食指桡侧端，主治腹泻、腹痛、便秘、痢疾、咽喉肿痛、齿病、鼻出血等病症
中 指	手厥阴心包经	手厥阴心包经止于中指末端，主治心、胸、胃等部位病症
环 指	手少阳三焦经	手少阳三焦经起于环指末端的关冲穴，如果环指出现异常，表明三焦部位的脏器可能发生了病变
小 指	手少阴心经 手太阳小肠经	手少阴心经止于小指内侧末端的少冲穴，与手太阳小肠经相接；手太阳小肠经起于小指外侧端的少泽穴。如果小指出现异常，表明心脏、小肠可能发生了病变

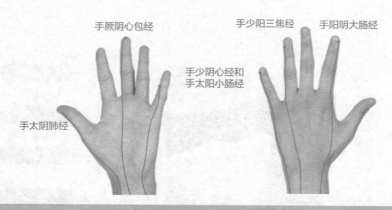

手厥阴心包经　　　　手少阳三焦经　　手阳明大肠经

手少阴心经和
手太阳小肠经

手太阴肺经

手部与人体的大致对应关系 　从整体上看，人体的手部投影是一个倒置的人体——从手掌根部至整个手掌，相当于人体的颈部和躯干，对应胸、腹腔各个器官；拇指、小指对应上肢，食指、中指则对应下肢；中指对应头面部及五官；手背部对应人体的背侧面及四肢的关节。

02 足部是不可忽视的健康特区

　　足部按摩疗法是运用按摩手法刺激足部经络、穴位，调节人体各部分的机能，取得防病、治病、自我保健效果的按摩疗法。

足部是人体的第二心脏

　　足部是人体的"第二心脏"，能够准确反映人体的健康状况，就像参天大树的根系一样重要。中医更有"树枯根先竭，人老足先衰"的说法。足部不仅有数条经络走行，而且有丰富的血管、神经，与身体其他重要器官遥相呼应。足在人体最底部，血液中的尿酸结晶等有害物质沉积在足底，不利健康。通过足底按摩，可以分解沉积在足底的有害物质，改善人体内分泌和血液循环，使有害物质通过汗液、尿液排出体外，调节体内生理环境。

　　足部按摩通过对脚的按摩刺激调理脏腑、疏通经络、增强新陈代谢，从而达到强身健体、祛除病症的目的。

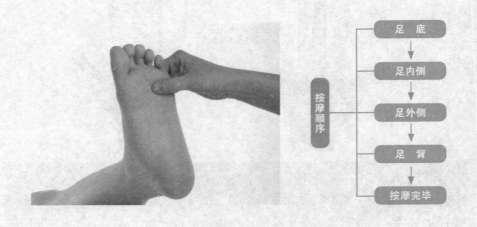

按摩顺序

足底 → 足内侧 → 足外侧 → 足背 → 按摩完毕

足部经络多，切莫太忽视

在十二经脉中，有6条直接起止于双足，又间接地与其他经络相连接，以完成人体整体的循环功能。因此我们只要对足部穴位善加利用，不仅可以通过异常现象（如痛感、麻木等）发现疾病的位置和性质，而且刺激这些穴位，还能起到缓解症状、治疗疾病的作用。

分 类	主治概要
足太阴脾经	起于足大趾末端的隐白穴，此经联络了胃、肠、生殖器、气管、肺等重要器官
足少阴肾经	起于足小指之下，主治妇科、肾、肺、咽喉病，此经与肾的关系尤其密切，能够调节人体激素分泌水平
足厥阴肝经	起于足大趾背面的大墩穴，主要用于治疗腹痛、月经不调、高血压、尿道炎及头晕目眩等病症
足阳明胃经	止于足第二趾外侧的厉兑穴，其最主要的联系器官是胃
足太阳膀胱经	止于小趾外侧的至阴穴，是人体中最长、穴位最多的经络，由头至足纵贯全身。按摩膀胱经对呼吸系统、循环系统、消化系统、泌尿系统的疾病都有很好的治疗作用
足少阳胆经	止于第四趾外侧甲根旁的足窍阴穴，刺激此经络对于足部扭伤、挫伤，头、目、耳、咽喉病及某些呼吸系统、消化系统疾病等均有疗效

足部反射区是人体器官的缩影

足部反射区可以看作人体器官组织立体分布的缩影。足的拇趾包含头部的信息，趾根部相当于人的颈部，足底的前半部对应人体的胸部，足底的中部对应腹部，足跟部分相当于臀部（盆腔），生殖器官的反射区就在足跟部。足内侧的足弓相当于脊柱，两足外侧是人体肩、肘、膝的反射区。

03 耳朵是全身健康的法宝

　　古人很早就发现了耳在人体中的重要作用。在《黄帝内经》中，就有30余条关于耳穴诊治的条文，其中对耳郭与脏腑、经脉等的关系都作了比较详尽的论述。

耳与经络的关系

耳为宗脉之所聚，十二经脉均与耳有直接关系。其中经脉循行于耳者有：手少阳三焦经、手太阳小肠经、足少阳胆经、足阳明胃经、足太阳膀胱经。

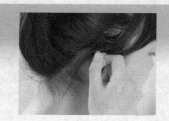

耳部找穴常用的部位

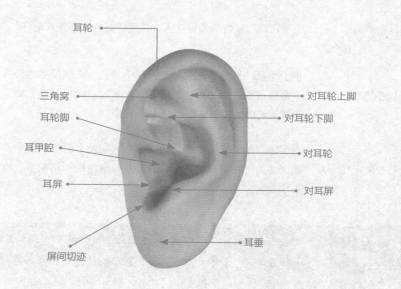

耳轮

三角窝　　　　　　　　　　　　　对耳轮上脚

耳轮脚　　　　　　　　　　　　　对耳轮下脚

耳甲腔　　　　　　　　　　　　　对耳轮

耳屏　　　　　　　　　　　　　　对耳屏

　　　　　　　　　　　　　　　　耳垂

屏间切迹

双耳与脏腑皆通应

除了手掌和足部，在耳部仍然有全身的全息投影，而且耳部是对疾病信息反映最为敏感的器官之一。

分 类	耳与脏腑的关系
耳与心	"心为耳窍之客"，心主血脉，有推动血液运行的作用，只有心功能正常，血才能上奉于耳
耳与肾	"肾为耳窍之主"，故肾精旺盛、骨髓充沛，作为肾窍的耳功能才会正常
耳与肺	"肺主气，一身之气贯于耳"，故只有肺发挥正常的宣发功能，才能使津液输布于耳
耳与肝	"肝兼通于耳"，耳功能正常与否，跟肝直接相关
耳与脾	"脾为气血生化之源"，耳受血而能闻，也就是说，耳只有在充足的气血濡养之下，才能发挥正常的功能

耳穴的分布

耳穴也可以称为耳部反射区，是指分布在耳郭上的一些特定区域。耳穴在耳郭的分布犹如一个倒置在子宫内的胎儿：头部朝下，臀部朝上。

分布的规律为：与头面部相对应的耳穴位于耳垂和对耳屏，与上肢相应的耳穴在耳舟，与躯干和下肢相应的耳穴在对耳轮。

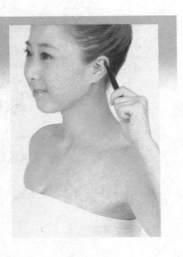

04 手足耳按摩的家庭常用工具

　　手足耳按摩可以徒手进行，也可以借助一些家庭常见的小物件作为按摩器具，比如按摩棒、牙签等。这些辅助按摩手段不仅经济、省力，还能更有效地刺激经络，达到治病强身的作用。

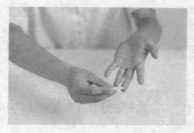

　　牙签：可用单支牙签的圆钝端，也可将10根牙签绑在一起对反射区或穴位进行按摩，增强按摩效果。

　　适用于手部、足部反射区及穴位按摩。单支牙签也可用于耳部反射区及穴位按摩。

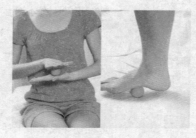

　　小球：只要是大小适中的实心球就可以用来做按摩。用手掌夹住小球或用脚掌踩住小球，使球在掌心来回滚动，可以一次刺激到多个反射区。

　　适用于手部、足部反射区及穴位按摩。

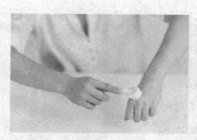

　　软毛刷：应选取刷毛较软的刷子，可以对手部及足部进行按摩，刺激大片区域。

　　适用于手部、足部反射区及穴位按摩。

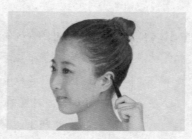

　　按摩棒：选取粗细适当、头端圆钝且光滑的按摩棒，点按与疾病相关的反射区或穴位。

　　适用于手部、足部、耳部反射区及穴位按摩。

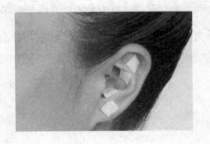

王不留行子或小米粒：将王不留行子或小米粒用胶布固定在相应穴位上，可以随时随地做按摩。

适用于耳部压丸法。

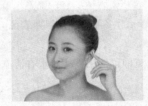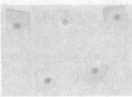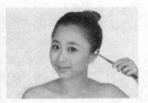

压丸法

压丸法是将压丸用胶布贴敷在耳穴上，配以按揉的一种方法。

酒精棉签：用75%的酒精（乙醇）棉签清洁耳郭，以便胶布粘牢。

压丸：常用的压丸有小米粒、王不留行子、草决明子、白芥子、磁性圆珠粒等，压丸应该如小米粒大小，形圆，表面光滑，质地坚硬。

胶布：将医用胶布剪成约0.5×0.5厘米的小方块，将压丸粘在胶布中央。

医用镊子：用于夹取准备好的贴有压丸的胶布，并贴敷到耳穴上。

注意事项

有些反射区的分布既小又处于皮肤的较深位置，靠手无法达到准确的深度和幅度，如扁桃体区、失眠点等，此时配合使用适当的按摩工具疗效更佳。

05 手足耳按摩常用的介质

　　按摩时，为了减少对皮肤的摩擦，或者为了借助某些药物的辅助作用，可在被按摩部位的皮肤上涂些液体、膏剂或撒些粉末，这些液体、膏剂或粉末统称为按摩介质，也称按摩递质。

介 质	功 效
凉　水	一般洁净的可食用凉水即可，有清凉肌肤和退热的作用
葱姜水	将相同分量的葱白和生姜片用适量的75%酒精浸泡，葱姜水可起到温经、散寒、解表的作用，多用于治疗冬春季节的风寒表证
薄荷水	取少量薄荷，用开水浸泡后放凉去渣即可使用，薄荷水有清凉解表、清利头目的作用
麻　油	常在擦法中使用，可加强透热效果和滋润作用
木香水	取少量木香，用开水浸泡后放凉去渣即可使用，木香水有行气、活血止痛的作用
爽身粉	有吸水、清凉、增强皮肤润滑的作用
医用酒精	有退热、消毒的作用

注意事项

　　按摩者用力不要太大，力度大小以被按摩者能够耐受为度。按摩时注意观察被按摩者的全身反应，一旦出现头晕、心慌、胸闷、四肢冷汗、脉细数等现象，应立即停止按摩，给予休息、饮水等对症措施。

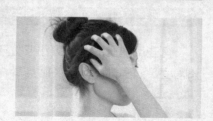

06 手足耳按摩的操作手法

严格来讲，按摩手法有数十种之多，但归纳起来，常用手法主要有下面介绍的这几种。实际操作时，这些手法常常需要配合使用，灵活掌握，以适用于不同部位的的不同需要。

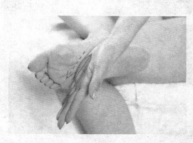

擦法：将手指或手掌的大、小鱼际及掌根部紧贴被按摩部位皮肤，沿直线做来回摩擦。操作时以感觉局部温热为宜。

手部、足部、耳部反射区均适用此法。

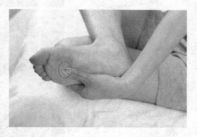

按揉法：用拇指、食指或中指的指端或指腹部紧贴在被按摩部位的皮肤上，做不间断的小幅度的回旋揉动按摩。操作时，用力要均衡，由轻到重逐渐加力。

手部、足部、耳部反射区均适用此法。

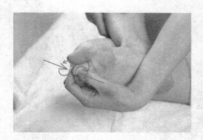

捻法：用拇指和食指的指腹捏住施术部位，相对捻转揉搓。两指用力要均匀，不可捏得过紧。

适用于四肢各小关节。

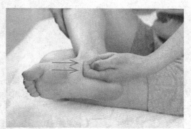

刮压法：将食指弯曲，用拇指顶在食指第二指节帮助固定，然后用食指第二指节内侧缘施力做刮压动作。

主要适用于足底部反射区。

注意事项

一般而言，足部按摩以半小时左右为宜，如病情较重，可适度延长至40分钟。最佳的按摩时间是睡前半小时。

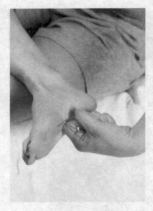

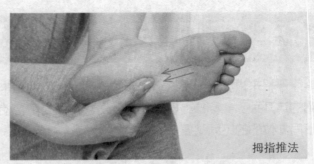

拇指推法

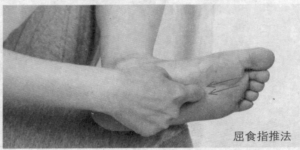

屈食指推法

点法：将食指弯曲，拇指靠在食指指甲上，以食指的第一指间关节为着力点，或者以拇指端为着力点垂直点压。用力时要求有力而柔和，缓慢加力，由轻到重，稳而持续。

适合骨缝处，或者需要按摩力度较大而区域较小的部位。

推法：用手指指尖、指腹或指间关节施力，做上下、左右单方向的直线推动。

适用于足部、手部，尤以足部反射区按摩最常用。

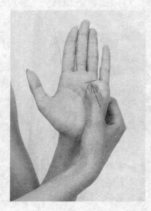

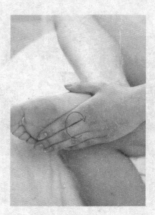

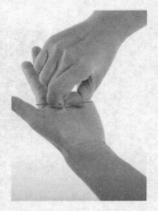

按法：用拇指、食指或中指的指端或指腹按压反射区或穴位。按摩时要由轻到重，逐渐加力，持续用力数秒后放松，如此反复。

适用于手部、足部等较为平坦的部位。

摩法：用手指或手掌在施术部位做环形或直线往返摩动。分为指摩法和掌摩法。

适用于手部、足部相对开阔的部位及其他重手法后的放松调整。

掐法：用拇指、食指指端掐住施术部位。掐后可轻揉施术部位以缓解疼痛。

适用于掌指关节结合部及掌指间缝部位或十指末端。

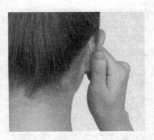

直推法：用拇指桡侧指面或食指、中指指面，着力于耳郭上，进行单方向直线或弧线移动。

主要适用于耳背及耳轮部反射区。

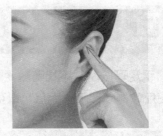

点按法：操作时着力部位要紧贴耳部皮肤，不可移动，用力要由轻而重，不可用暴力猛然按压。

适用于耳部所有的反射区。

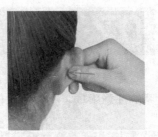

点掐法：用拇指或食指的指甲顶端垂直着力掐按，用拇指点掐时，食指等手指以指腹部与拇指相对用力，反之亦然。

适用于耳部所有的反射区。

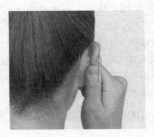

搓摩法：用拇指和食指或中指的指腹面相对，夹住耳郭部游离缘的反射区，做相互揉动搓摩。

适用于耳部相对开阔的反射区。

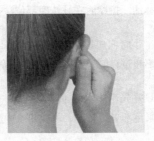

推擦法：以拇指的桡侧指面或整个指腹置于施术部位，做快速往返的推擦动作。

适用于耳背较为平坦、开阔的反射区。

注意事项

一般来说，每个耳部反射区的按摩时间为 1～3 分钟，若病情较重，可适当延长按摩时间。

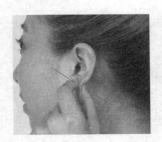

捏揉法：用拇指和其他手指的指尖端在耳部反射区上相对挤压，同时揉按。

适用于耳部所有的反射区。

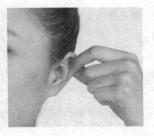

对捏法：拇指和食指或中指的指尖端相对，夹住耳郭部游离缘的反射区，互相挤捏。

适用于耳部所有的反射区。

07 手足耳按摩的注意事项

与其他按摩疗法一样，手足耳按摩并不是随随便便就可以进行的，掌握按摩的注意事项，不仅可以使疗效得到保障，而且可以更省力。

注意事项

序　号	事　项
1	按摩前应修剪指甲，以免刮伤皮肤。按摩前可准备一条毛巾、一瓶凡士林油。按摩时在被按摩部位涂抹少量凡士林油，防止擦伤
2	按摩后半小时内应饮用250～500毫升温开水。有心脏病或肾病的人饮水不超过150毫升，老年人、儿童适当减量
3	按摩前最好先用热水浴手部及足部，有助于放松和按摩力度的渗透。如果足部老茧较厚，可在热水中加入100克食盐，软化老茧
4	按摩过程中如出现头晕、胸闷、心悸、四肢冷汗等不适现象，应立即停止按摩
5	如因用力不当造成皮肤红肿、瘀血，可涂上红花油，并暂时停止按摩
6	按摩时应避开骨骼突起处，以免造成不适。老人和儿童以用指腹施力为宜
7	饭前30分钟及饭后1小时内不宜进行足部按摩
8	按摩部位有外伤、疮疥、脓肿，按摩时应避开患处
9	按摩左脚或左手时，右脚或右手应做好保暖，反之亦然

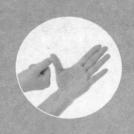

第二章
常见病痛的按摩疗法

01 感　冒

感冒是指气候寒温失常或调摄失宜，风邪侵袭人体，以致肺卫不固所引起的外感病症。其主要症状为咽痒、鼻塞、流涕，继而可能出现头痛、发热、咳嗽、咽喉肿痛等症状。

足部按摩 | 可选脑垂体区，鼻区，甲状腺区，肺和支气管区，胸腺淋巴结区，喉、气管、声带区，扁桃体区，下身淋巴腺区，上身淋巴腺区。

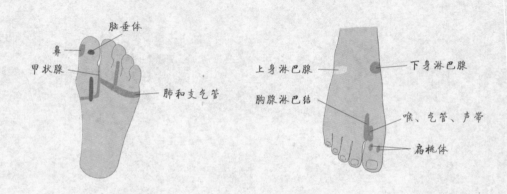

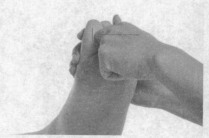

1. 屈食指点脑垂体区 3 分钟。

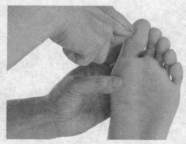

2. 屈食指点鼻区 3 分钟。

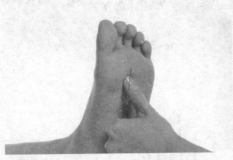

3. 拇指向心方向推甲状腺区 2 分钟。

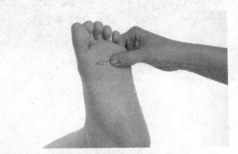

4. 拇指从外侧向内侧推肺和支气管区 3 分钟。

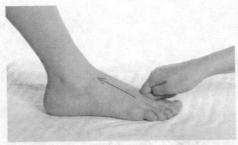

5. 屈食指向心方向推喉、气管、声带区2分钟。

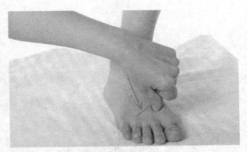

6. 拇指点胸腺淋巴结区2分钟。

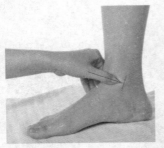

7. 拇指点下身淋巴腺区 3 分钟。 8. 屈食指点扁桃体区 3 分钟。

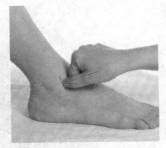

9. 拇指点上身淋巴腺区3分钟。

手部按摩

可选肺和支气管区、鼻区、胸腺淋巴结区、少商穴、列缺穴、合谷穴。

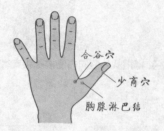

合谷穴
少商穴
胸腺淋巴结

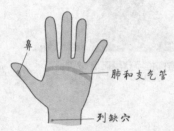

鼻
肺和支气管
列缺穴

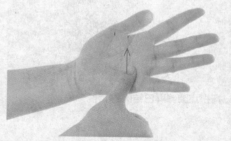

1. 拇指从内侧向外侧推肺和支气管区 5 分钟。

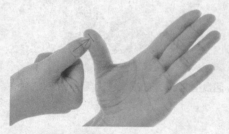

2. 拇指点鼻区 5 分钟。

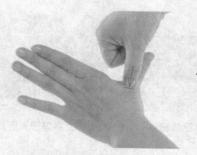

3. 拇指点胸腺淋巴结区 5 分钟。

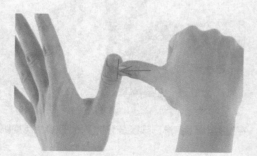

4. 拇指按少商穴 3 分钟。

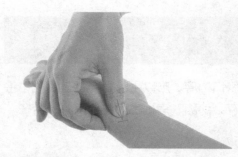 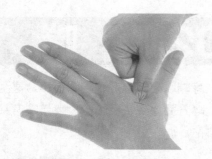

5. 拇指按列缺穴 3 分钟。　　　　　　**6.** 拇指按合谷穴 3 分钟。

耳部按摩

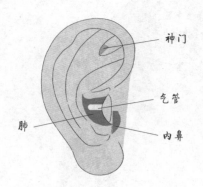 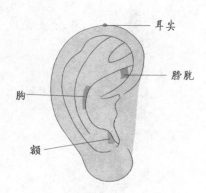

1. 捏揉肺区、内鼻区、气管区、神门区各 30 ~ 50 次。亦可用按摩棒对各反射区进行点按，各反射区可反复交替按摩，每日早、晚各 1 次，直至感冒痊愈。

2. 捏揉膀胱区、耳尖区、胸区、额区各 30 ~ 50 次。亦可用按摩棒对各反射区进行点按，各反射区可反复交替按摩，每日早、晚各 1 次，直至感冒痊愈。

小 / 贴 / 士

1. 手足耳按摩法能增强机体的免疫力，清除体内的代谢废物，使机体更好地发挥自身的抗病能力，因而对感冒有较好的疗效。

2. 如发热、畏寒等全身症状明显，应及时去医院诊治。

3. 在治疗期间应注意休息，避免再感风寒。

4. 多饮水，多食清淡的食物。

02 哮 喘

　　哮喘以呼吸急促、喘鸣有声，甚至张口抬肩、难以平卧为特征。后世也将喘、哮分而为二，但临床上哮与喘常共存，病因、病机也大致相同，故合在一起讨论。

足部按摩 | 可选肾上腺区、肾区、输尿管区、膀胱区、肺和支气管区、甲状旁腺区、胸腺淋巴结区、上身淋巴腺区。

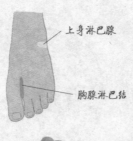
上身淋巴腺
胸腺淋巴结

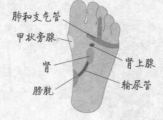
肺和支气管
甲状旁腺
肾
膀胱
肾上腺
输尿管

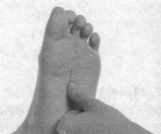

1. 拇指向心方向推肾上腺区 2 分钟。

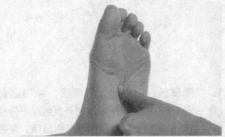

2. 拇指向心方向推肾区 2 分钟。

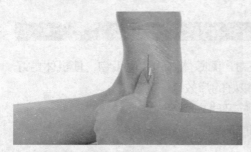

3. 拇指向心方向推输尿管区 2 分钟。

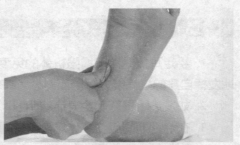

4. 拇指向心方向推膀胱区 2 分钟。

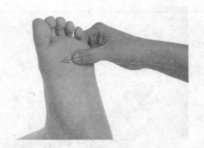 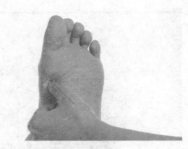

5. 拇指向心方向推肺和支气管区 2 分钟。　　6. 拇指点甲状旁腺区 2 分钟。

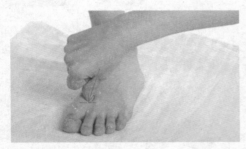 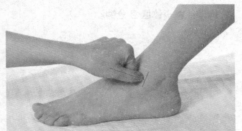

7. 拇指点胸腺淋巴结区 2 分钟。　　　　　8. 拇指点上身淋巴腺区 2 分钟。

手部按摩 ｜　　可选脑垂体区、鼻区、胃区、胆区（右手）、肝区（右手）、脾区（左手）、肺和支气管区、颈椎区、胸椎区、胸腔呼吸器官区、大肠区、喘点、肾上腺区。

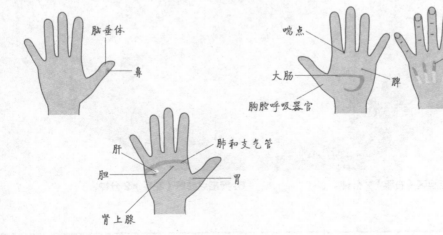

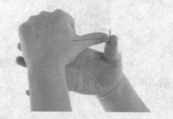

1. 拇指点脑垂体区 2 分钟。

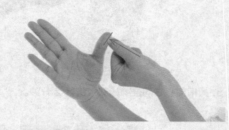

2. 拇指点鼻区 2 分钟。

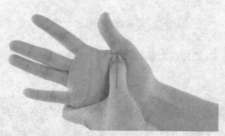

3. 拇指点胃区 2 分钟。

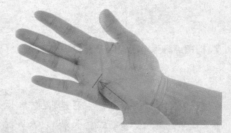

4. 拇指点肝区（右手）2 分钟。

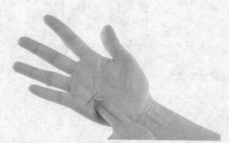

5. 拇指点胆区（右手）2 分钟。

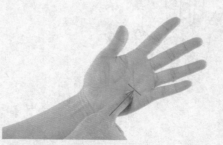

6. 拇指点脾区（左手）2 分钟。

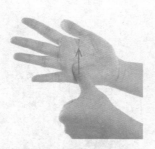 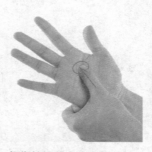 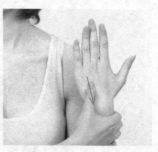

7. 拇指从内侧向外侧推肺和支气管区 3 分钟。　8. 拇指按揉肾上腺区 3 分钟。　9. 拇指向心方向推胸椎区 2 分钟。

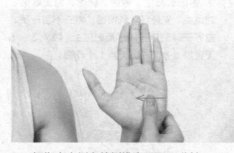 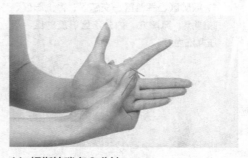

10. 拇指由内侧向外侧推大肠区 2 分钟。　11. 拇指按喘点 3 分钟。

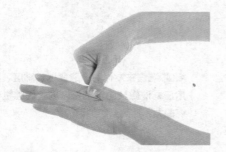 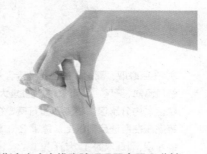

12. 拇指向心方向推颈椎区 2 分钟。　13. 拇指向心方向推胸腔呼吸器官区 2 分钟。

耳部按摩

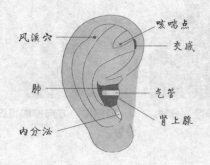

风溪穴　咳喘点　交感　肺　气管　内分泌　肾上腺

1. 取肺区、气管区、交感区、肾上腺区、咳喘点、风溪穴、内分泌区等反射区，用压丸法为好。

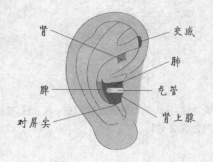

肾　交感　肺　脾　气管　对屏尖　肾上腺

2. 主区取肺区、肾区、脾区、肾上腺区、对屏尖、交感区、气管区。将王不留行子、白芥子等贴压在所选反射区上。每隔 3～5 天更换 1 次，10 次为 1 个疗程。

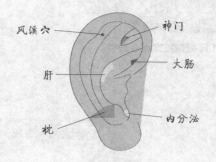

风溪穴　神门　肝　大肠　枕　内分泌

3. 主区必取，配区根据症状选择，外源性选风溪穴、肝区、神门区；内源性选大肠区、枕区、内分泌区。将王不留行子、白芥子等贴压在所选反射区上。每隔 3～5 天更换 1 次，10 次为 1 个疗程。

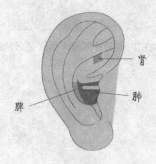

肾　脾　肺

4. 哮喘病未发作时，取肾区、肺区、脾区用压丸法做预防性治疗，以起增强机体抗病能力，达到预防的目的。

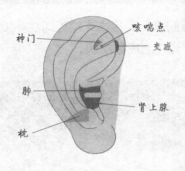

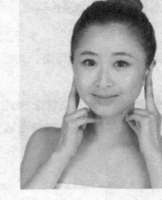

5. 小儿哮喘，取交感区、神门区、咳喘点、肾上腺区、枕区、肺区，用王不留行子贴压，边贴边按摩，直至反射区出现胀痛，耳郭出现热感为止。每隔 1 日交换 1 次，两耳交替按压，每次 4 个反射区。

6. 猿猴摘果法：以双手食指、中指夹住两耳尖向上提 10 ～ 20 次，再捏两耳垂向下扯 10 ～ 20 次。

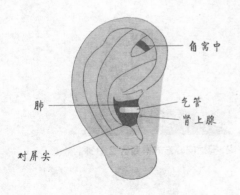

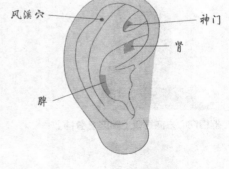

7. 患者坐位，医者用按摩棒或食指、拇指依次施术，左右交替使用。点按肺区、气管区、角窝中区、肾上腺区、对屏尖，每区点按 1 ～ 2 分钟，每日 1 ～ 2 次。

8. 按揉风溪穴、脾区、肾区、神门区。用按摩棒或用拇指指腹对准上述反射区，顺时针揉按，每个反射区按揉 2 分钟，每日 1 ～ 2 次。

03 胃 痛

　　胃痛，俗称"心口痛"，中医又叫"胃脘痛"，是临床常见病、多发病，常发生于胃神经官能症、胃炎、胃痉挛、消化性溃疡等疾病。

足部按摩

可选肾上腺区、肾区、输尿管区、膀胱区、胃区、脾区（左足）、腹腔神经丛区、内庭穴。

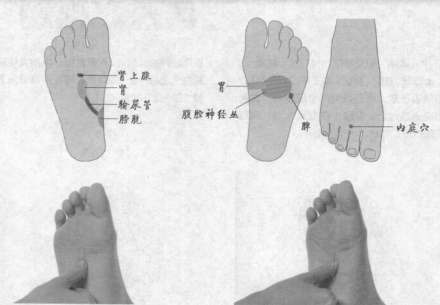

肾上腺
肾
输尿管
膀胱

胃
腹腔神经丛
脾
内庭穴

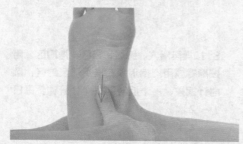

1. 拇指向心方向推肾上腺区 2 分钟。

2. 拇指向心方向推肾区 2 分钟。

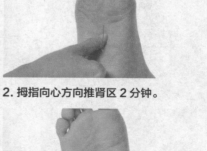

3. 拇指向心方向推输尿管区 2 分钟。

4. 拇指向心方向推膀胱区 2 分钟。

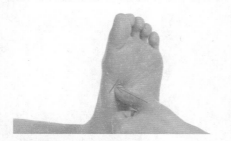

5. 拇指按胃区 5 分钟。

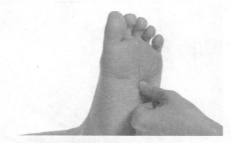

6. 拇指向心方向推脾区（左足）5 分钟。

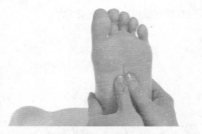

7. 双手拇指向心方向推腹腔神经丛区 3 分钟。

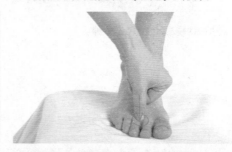

8. 拇指指腹按揉内庭穴，至穴位感觉酸胀为宜。

手部按摩 | 可选肺和支气管区、胃区、胃脾大肠区、十二指肠区、肝区（右手）、胆区（右手）、脾区（左手）、胰腺区、合谷穴。

合谷穴
肺和支气管
胃

肝
胆
胃脾大肠
胰腺
十二指肠
脾

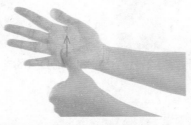

1. 拇指从内侧向外侧推肺和支气管区 2 分钟。

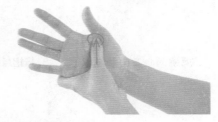

2. 拇指按揉胃区 5 分钟。

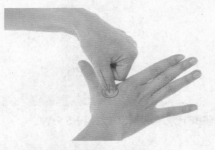

3. 拇指指腹按揉合谷穴 2 分钟。

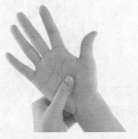

4. 拇指向心方向推胃脾大肠区 2 分钟。

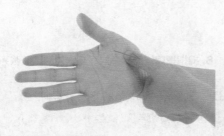

5. 拇指向心方向推十二指肠区 2 分钟。

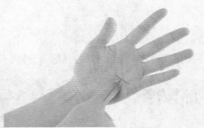

6. 拇指点脾区（左手）2 分钟。

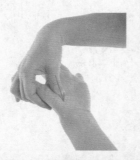

7. 拇指向心方向推胰腺区 2 分钟。

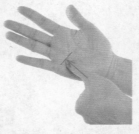

8. 拇指点肝区（右手）2 分钟。

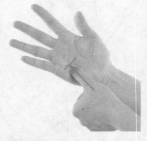

9. 拇指点胆区（右手）2 分钟。

耳部按摩

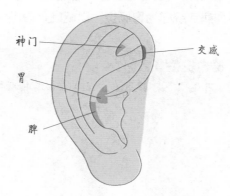

神门

交感

胃

脾

捏揉胃区、脾区、交感区、神门区各 30 ~ 50 次。亦可用按摩棒对各反射区进 行点按。

小/贴/士

1. 耳部反射区按摩保健法具有健脾和健胃的作用，能促进胃肠道的供血，有效缓解胃痛的症状。

2. 注意日常饮食，不吃生冷及辛辣刺激性食物。

3. 规律用餐，细嚼慢咽，不可暴饮暴食。

4. 保持乐观的情绪，避免长期的精神紧张。

5. 忌空腹服用阿司匹林、红霉素等对胃有刺激性的药物，如必须服用，应在饭后半小时服用。

04 胃肠炎

由细菌或病毒等微生物引起的胃黏膜、肠道黏膜的炎症而导致消化、吸收、排泄异常的一系列病症统称为胃肠炎，以呕吐、腹泻、腹痛为主要症状。

足部按摩 | **胀满为主症：**
可选胃区、脾区（左足）、十二指肠区、肝区（右足）。

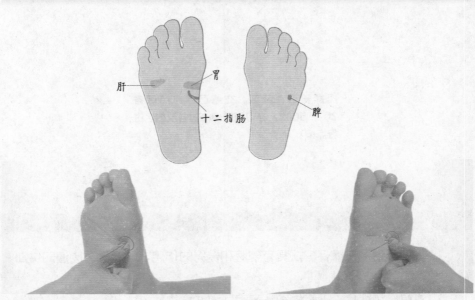

肝　　　胃

十二指肠　　　脾

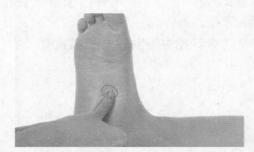

1. 拇指按揉胃区 3 分钟。

2. 拇指按揉脾区（左足）3 分钟。

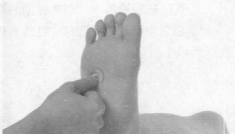

3. 拇指按揉十二指肠区 3 分钟。

4. 拇指按揉肝区（右足）3 分钟。

吐酸为主症：

可选胃区、腹腔神经丛区、肾区。

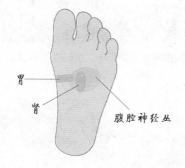

胃
肾
腹腔神经丛

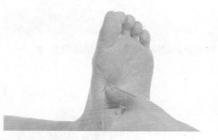

1. 拇指按胃区 3 分钟。

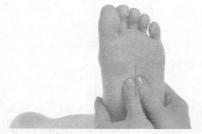

2. 双手拇指向心方向推腹腔神经丛区 3 分钟。

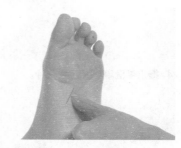

3. 拇指点肾区 3 分钟。

以腹泻为主症：

可选腹腔神经丛区、甲状腺区、十二指肠区、小肠区。

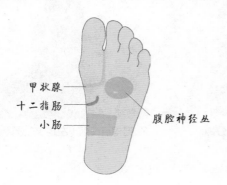

甲状腺
十二指肠
小肠
腹腔神经丛

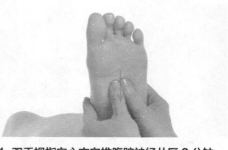

1. 双手拇指向心方向推腹腔神经丛区 3 分钟。

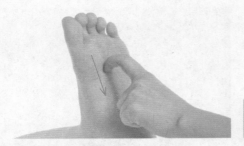

2. 食指由足趾端向足跟端刮足底 3 分钟。

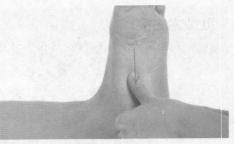

3. 拇指向心方向推十二指肠区 3 分钟。

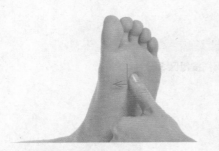

4. 拇指平推甲状腺区 3 分钟。

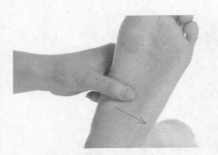

5. 拇指平推小肠区 3 分钟。

以厌食为主症：

可选胃区、脾区（左足）。

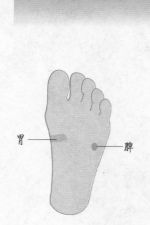

胃　　脾

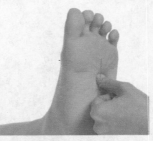

1. 拇指点胃区 3 分钟。

2. 拇指点脾区（左足）3 分钟。

以胃、十二指肠溃疡为主症：

可选胃区、十二指肠区、小肠区、降结肠区、横结肠区、脾区（左足）。

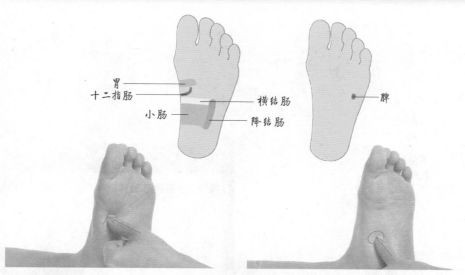

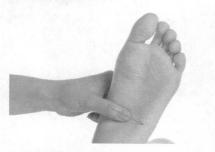

1. 拇指点胃区 3 分钟。

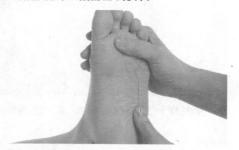

2. 拇指按揉十二指肠区 3 分钟。

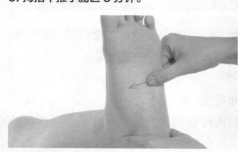

3. 拇指平推小肠区 3 分钟。

4. 拇指向心方向推降结肠区 10 ~ 15 次。

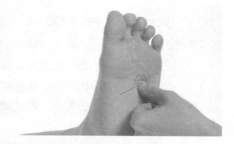

5. 拇指平推横结肠区 10 ~ 15 次。

6. 拇指指腹按揉脾区（左足）3 分钟。

以便秘为主症：

可选小肠区、十二指肠区、胃区、直肠区。

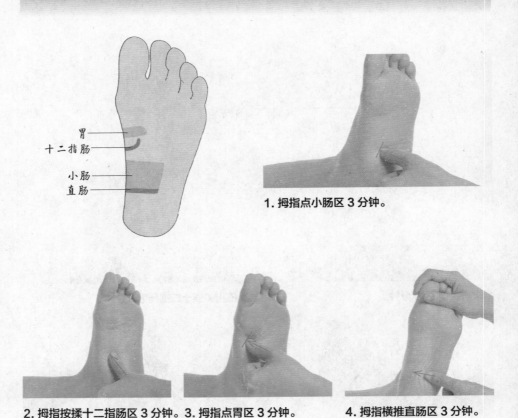

胃
十二指肠
小肠
直肠

1. 拇指点小肠区 3 分钟。

2. 拇指按揉十二指肠区 3 分钟。 3. 拇指点胃区 3 分钟。

4. 拇指横推直肠区 3 分钟。

小 / 贴 / 士

1. 慢性胃肠炎一般病程较长，易反复发作，使用手足耳按摩疗法可以缓解或减轻症状，但需要有恒心、耐心，持续按摩才能有良好的效果。

2. 注意日常饮食，不吃生冷及辛辣刺激性食物。

3. 保持乐观的情绪，避免长期的精神紧张。

4. 忌空腹服用阿司匹林、红霉素等对胃有刺激性的药物，如必须服用，应在饭后半小时服用。

手部按摩 | 以胀满为主症：

可选胃脾大肠区、胃区、肾上腺区。

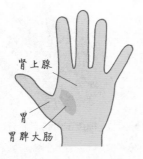

肾上腺
胃
胃脾大肠

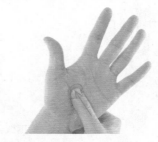

1. 拇指按揉胃脾大肠区 3 分钟。

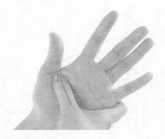

2. 拇指按胃区 3 分钟。

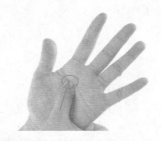

3. 拇指按揉肾上腺区 3 分钟。

以吐酸为主症：

可选食管、气管区，胃肠痛点。

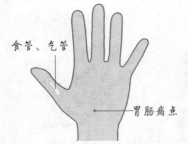

食管、气管
胃肠痛点

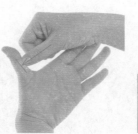
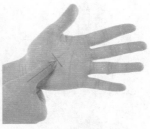

1. 拇指按食管、气管区 3 分钟。2. 拇指按胃肠痛点 3 分钟。

041

以腹泻为主症：

可选胃脾大肠区、大肠点。

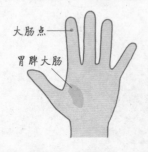
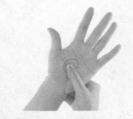
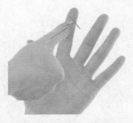

大肠点

胃脾大肠

1. 拇指按揉胃脾大肠区 3 分钟。 2. 拇指按大肠点 3 分钟。

以便秘为主症：

可选小肠点。

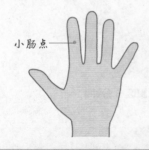
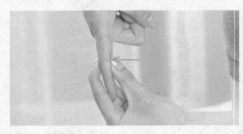

小肠点

拇指按小肠点 3 分钟。

以呃逆为主症：

可选横膈膜区、呃逆点。

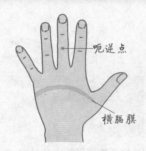
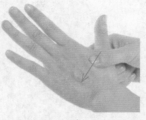
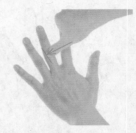

呃逆点

横膈膜

1. 拇指推横膈膜区 100～150 次。 2. 拇指按呃逆点 3 分钟。

以厌食为主症：

可选胃脾大肠区，食管、气管区。

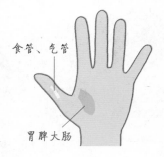

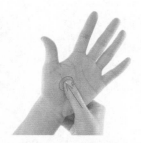

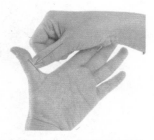

食管、气管

胃脾大肠

1. 拇指按揉胃脾大肠区 3 分钟。2. 拇指按食管、气管区 3 分钟。

耳部按摩 | 以慢性胃肠炎为主症：

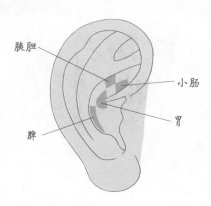

胰胆

小肠

脾

胃

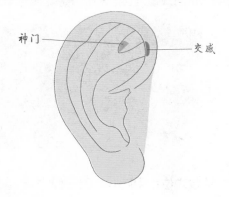

神门

交感

1. 捏揉胃区、脾区、胰胆区、小肠区各 2 ~ 3 分钟，亦可用按摩棒对各反射区进行点按，各反射区可反复交替使用，每日早、晚各 1 次，1 个月为 1 个疗程。

2. 捏揉神门区、交感区各 2 ~ 3 分钟，亦可用按摩棒对各反射区进行点按，各反射区可反复交替使用，每日早、晚各 1 次，1 个月为 1 个疗程。

以慢性萎缩性胃肠炎为主症：

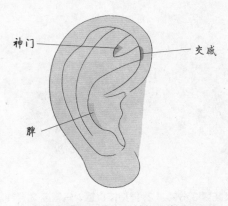

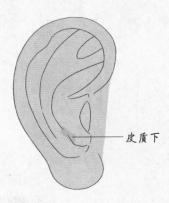

1. 点掐交感区、脾区、神门区各 2 ~ 3 分钟，每日 3 ~ 5 次。

2. 点掐皮质下区 2 ~ 3 分钟，每日 3 ~ 5 次。

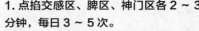

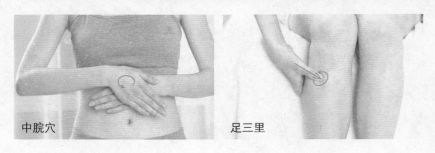

中脘穴

足三里

　　特效穴位：中脘穴、足三里穴。

　　穴位位置：中脘穴位于人体前正中线上，脐上 4 寸处。足三里穴位于犊鼻穴下 3 寸，胫骨前嵴外一横指处。

　　按摩方法：以中脘穴为中心，在上腹部进行摩腹 10 分钟。拇指指腹按揉足三里穴约 3 分钟。

05 便 秘

便秘即大便秘结不通，排便间隔时间延长，或虽不延长但排便困难。便秘是老年人常见病。按摩治疗便秘标本兼治，相对其他方法简单方便，可操作性强，效果良好。

足部按摩 | 可选脾区（左足）、十二指肠区、盲肠（阑尾）区、腹腔神经丛区、胃区、直肠区、肛门区、升结肠、降结肠区、小肠区、公孙穴。

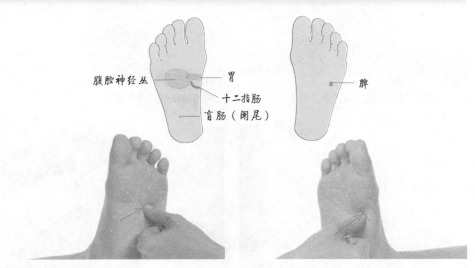

1. 拇指点脾区（左足）1分钟。

2. 拇指点胃区1分钟。

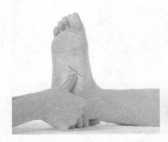

3. 拇指点十二指肠区1分钟。

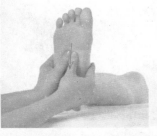

4. 双手拇指向心方向推腹腔神经丛区3分钟。

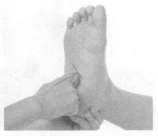

5. 屈食指点盲肠（阑尾）区1分钟。

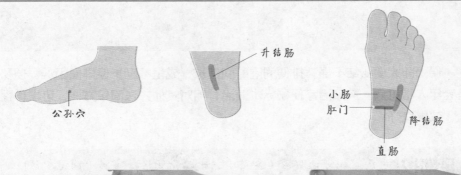

升结肠

公孙穴

小肠
肛门
降结肠
直肠

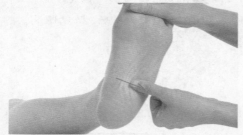

6. 拇指从内侧向外侧推直肠区 2 分钟。

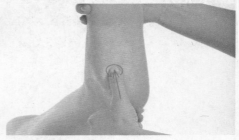

7. 拇指按揉肛门区 2 分钟。

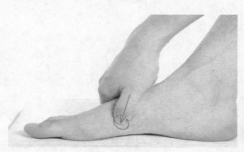

8. 拇指按揉公孙穴 2 分钟。

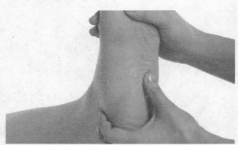

9. 拇指向心方向推降结肠区 2 分钟。

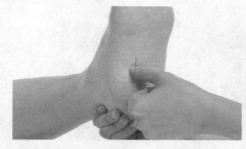

10. 拇指向心方向推小肠区 2 分钟。

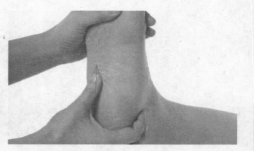

11. 拇指逆心方向推升结肠区 2 分钟。

手部按摩

可选肾区、膀胱区、胃区、小肠区、横结肠区、骶骨区、商阳穴。

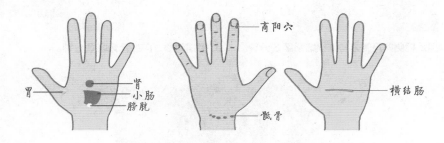

1. 拇指按揉肾区 2 分钟。

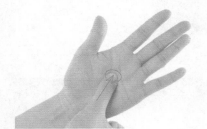

2. 拇指按揉膀胱区 2 分钟。

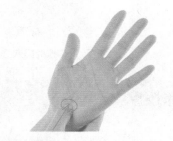

3. 拇指按揉胃区 3 分钟。

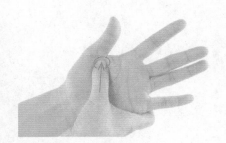

4. 拇指向心方向推小肠区 2 分钟。

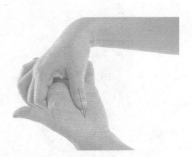

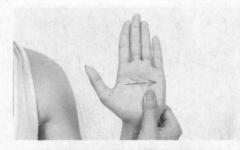

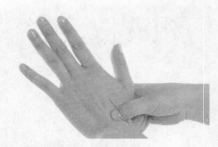

5. 拇指从桡侧向尺侧方向推横结肠区 3 分钟。

6. 拇指向心方向推骶骨区 3 分钟。

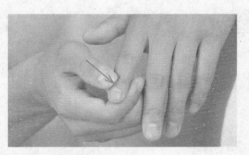

7. 拇指按商阳穴 3 分钟。

耳部按摩

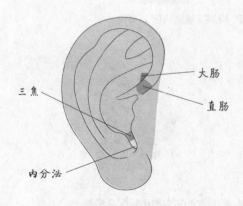

三焦

大肠

直肠

内分泌

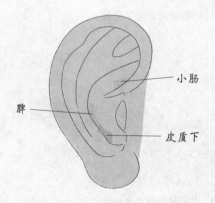

小肠

脾

皮质下

1. 捏揉大肠区、直肠区、三焦区、内分泌区各 30～50 次，亦可用按摩棒对以上反射区进行点按，各反射区可反复交替使用，每日早、晚各 1 次，1 个月为 1 个疗程。

2. 捏揉小肠区、皮质下区、脾区各 30～50 次，亦可用按摩棒对以上反射区进行点按，各反射区可反复交替使用，每日早、晚各 1 次，1 个月为 1 个疗程。

06 腹　泻

腹泻又叫泄泻，是指排便次数增多，粪便稀薄，甚至泻出如水样。此病一年四季均可发生，尤以夏秋两季多见。常见于急慢性肠炎、肠结核、肠功能紊乱、结肠过敏等病。

足部按摩 ｜ 可选肾上腺区、肾区、输尿管区、膀胱区、胃区、脾区（左足）、腹腔神经丛区、横结肠区、直肠区、小肠区、降结肠区、肛门区（左足）、升结肠区（右足）、公孙穴。

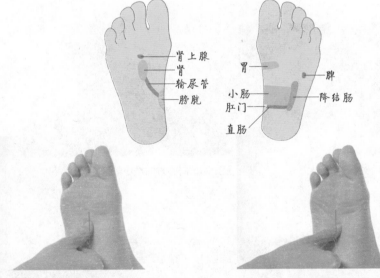

肾上腺
肾
输尿管
膀胱

胃
脾
小肠
降结肠
肛门
直肠

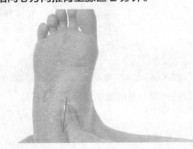

1. 拇指向心方向推肾上腺区2分钟。

2. 拇指向心方向推肾区2分钟。

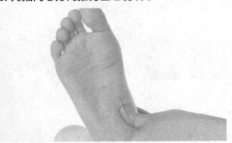

3. 拇指向心方向推输尿管区2分钟。

4. 拇指向心方向推膀胱区2分钟。

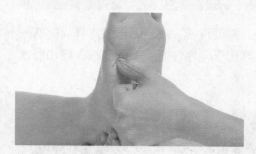

5. 拇指点胃区 2 分钟。

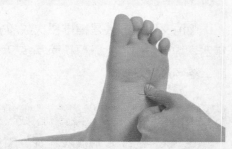

6. 拇指点脾区（左足）5 分钟。

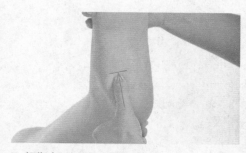

7. 拇指点肛门区 1 分钟。

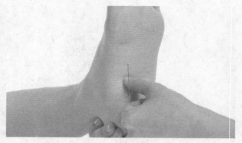

8. 拇指向心方向推小肠区 1 分钟。

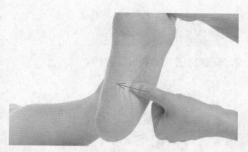

9. 拇指从外向内推直肠区 1 分钟。

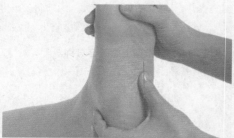

10. 拇指向心方向推降结肠区 1 分钟。

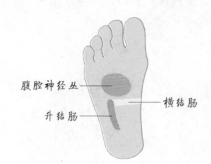

腹腔神经丛

升结肠

横结肠

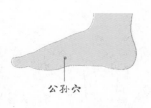

公孙穴

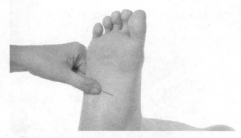

11. 拇指从内侧向外侧推横结肠区 1 分钟。

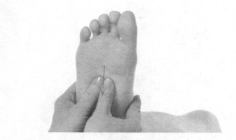

12. 双手拇指向心方向推腹腔神经丛区 2 分钟。

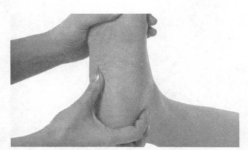

13. 拇指逆心方向推升结肠区 1 分钟。

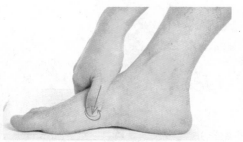

14. 拇指指腹按揉公孙穴 2 分钟。

手部按摩

可选肾区，肺和支气管区，上身淋巴腺区，下身淋巴腺区，胃、脾、大肠区，小肠区，十二指肠区，盲肠（阑尾）区。

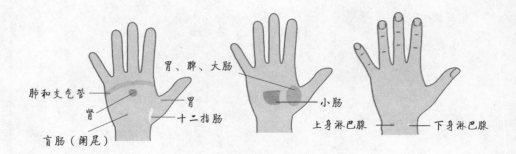

肺和支气管
肾
盲肠（阑尾）
胃、脾、大肠
胃
十二指肠
小肠
上身淋巴腺
下身淋巴腺

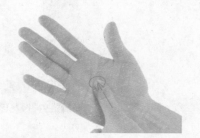

1. 拇指按揉肾区 2 分钟。

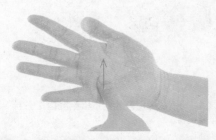

2. 拇指从内侧向外侧推肺和支气管区 2 分钟。

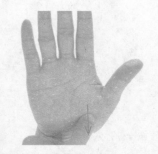

3. 拇指向心方向推十二指肠区 2 分钟。

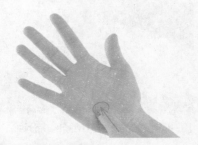

4. 拇指按揉盲肠（阑尾）区 2 分钟。

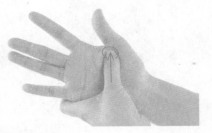

5. 拇指按揉胃区 2 分钟。

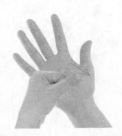

6. 拇指向心方向推胃、脾、大肠区 5 分钟。

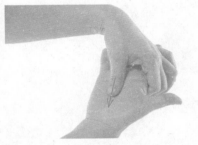

7. 拇指向心方向推小肠区 2 分钟。

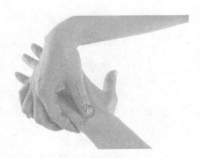

8. 拇指按揉上身淋巴腺区 2 分钟。

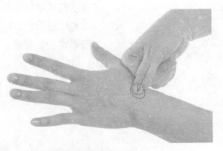

9. 拇指按揉下身淋巴腺区 2 分钟。

耳部按摩

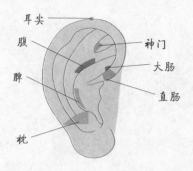

耳尖
腹
脾
枕
神门
大肠
直肠

1. 急性腹泻: 取耳尖、直肠区、大肠区、脾区、腹区、神门区、枕区等反射区，用压丸法。

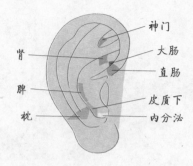

肾
脾
枕
神门
大肠
直肠
皮质下
内分泌

2. 慢性腹泻: 取直肠区、大肠区、脾区、肾区、神门区、枕区、内分泌区、皮质下区，用压丸法。

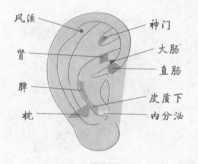

风溪
肾
脾
枕
神门
大肠
直肠
皮质下
内分泌

3. 过敏性腹泻: 取风溪、直肠区、大肠区、脾区、肾区、神门区、枕区、内分泌区、皮质下区等反射区，用压丸法。

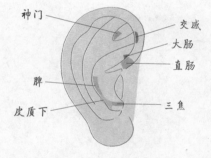

神门
脾
皮质下
交感
大肠
直肠
三焦

4. 婴儿腹泻: 主区取大肠区、直肠区、交感区、皮质下区，配区取神门区、脾区、三焦区，将王不留行子贴于反射区上，按摩直至反射区出现灼热感为止。每隔 1 日两耳交换 1 次，每次选用 4 个反射区。每日按压 3 ~ 4 次。

07 失　眠

　　失眠是指经常不能入睡，或睡而易醒不能再睡，或睡而不甜且常多梦。临床证明，按摩能调整人体的神经功能，使大脑皮质神经活动恢复平衡，从而改善睡眠状况。

足部按摩
可选肾上腺区、肾区、输尿管区、膀胱区、大脑区、胃区、额窦区、腹腔神经丛区、甲状腺区、涌泉穴。

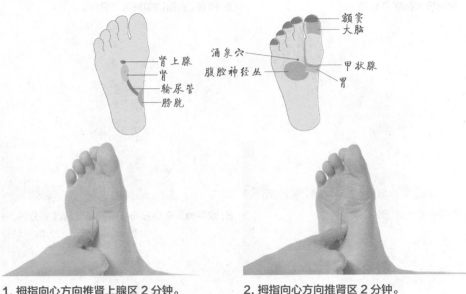

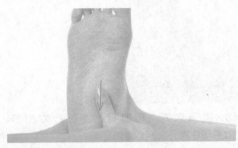

1. 拇指向心方向推肾上腺区 2 分钟。

2. 拇指向心方向推肾区 2 分钟。

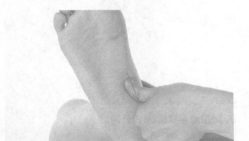

3. 拇指向心方向推输尿管区 2 分钟。

4. 拇指向心方向推膀胱区 2 分钟。

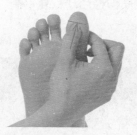

5. 拇指按大脑区 3 分钟。

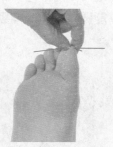

6. 拇指、食指掐额窦区 2 分钟。

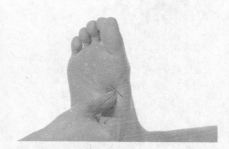

7. 拇指点胃区 3 分钟。

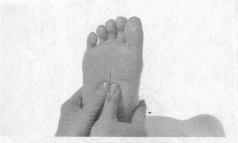

8. 双手拇指向心方向推腹腔神经丛区 2 分钟。

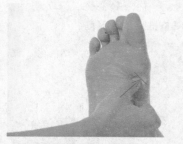

9. 拇指点甲状腺区 3 分钟。

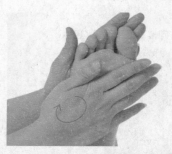

10. 搓涌泉穴，顺时针、逆时针方向各 30 ~ 50 次，至足心发热止。

手部按摩

可选肾区、肺和支气管区、甲状腺区、腹腔神经丛区、心区（左手）、额窦区、脑垂体区、甲状腺区、大脑区、神门穴。

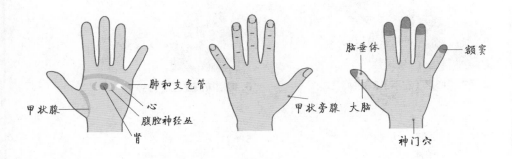

肺和支气管
心
甲状腺
腹腔神经丛
肾
甲状旁腺
脑垂体
大脑
额窦
神门穴

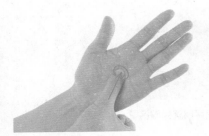

1. 拇指按揉肾区 2 分钟。

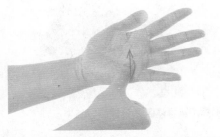

2. 拇指从内侧向外侧推肺和支气管区 2 分钟。

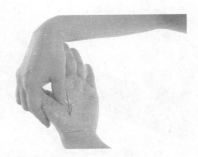

3. 拇指向心方向推甲状腺区 2 分钟。

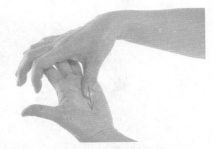

4. 拇指向心方向推腹腔神经丛区 2 分钟。

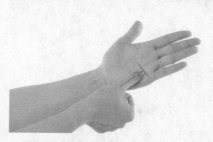

5. 拇指点心区（左手）2 分钟。

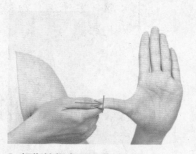

6. 拇指按额窦区 2 分钟。

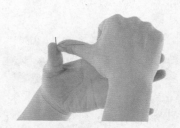

7. 拇指点脑垂体区 2 分钟。

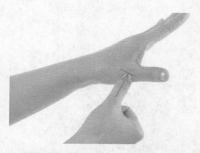

8. 拇指点甲状旁腺区 2 分钟。

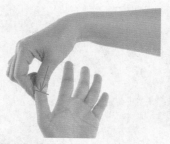

9. 拇指按大脑区 2 分钟。

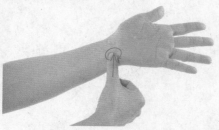

10. 拇指按揉神门穴 30 次。

耳部按摩

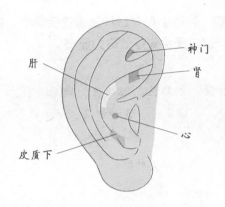

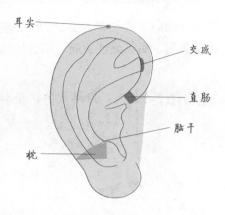

1. 捏揉心区、神门区、肾区、皮质下区、肝区各 30 ~ 50 次。亦可用按摩棒对上述反射区进行点按，各反射区可反复交替使用，每日早、晚各 1 次，1 个月为 1 个疗程。

2. 捏揉交感区、脑干区、枕区、耳尖区、直肠区各 30 ~ 50 次。亦可用按摩棒对上述反射区进行点按，各反射区可反复交替使用，每日早、晚各 1 次，1 个月为 1 个疗程。

小 / 贴 / 士

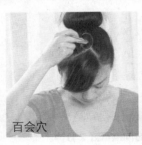
百会穴

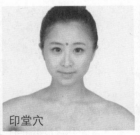
印堂穴

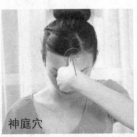
神庭穴

特效穴位：百会穴、印堂穴、神庭穴。

穴位位置：百会穴位于头顶中央，后发际正中直上 7 寸。印堂穴位于两眉中点。神庭穴位于人体的头部，当前发际正中直上 0.5 寸左右，感觉有个凹下去的地方。

按摩方法：用拇指或中指分别按揉百会穴、印堂穴、神庭穴，顺时针及逆时针方向各按揉 2 ~ 3 分钟，力度适中，以有酸胀感为宜。

08 头 痛

头痛是以头部疼痛为主症的一些病症，可以出现在各种急慢性疾病中。按摩对偏头痛、肌收缩性头痛、感冒头痛、高血压头痛疗效最为显著。

足部按摩

可选肾区，肾上腺区，额窦区，颈项区，输尿管区，膀胱区，大脑区，脑干、小脑区，三叉神经区，涌泉穴。

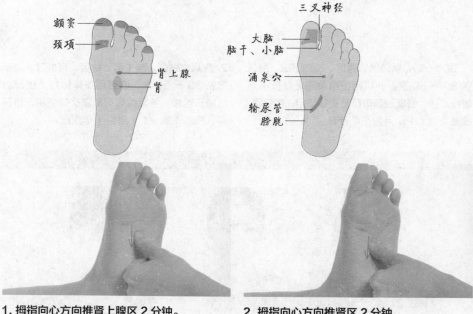

1. 拇指向心方向推肾上腺区 2 分钟。

2. 拇指向心方向推肾区 2 分钟。

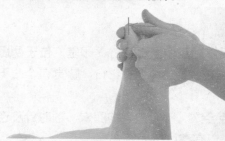

3. 拇指按额窦区 3 分钟。

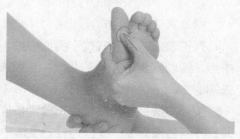

4. 拇指按揉颈项区 30 次。

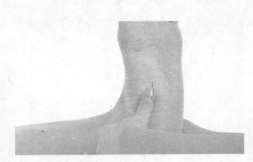

5. 拇指向心方向推输尿管区 2 分钟。

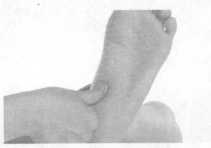

6. 拇指向心方向推膀胱区 2 分钟。

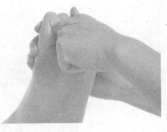

7. 屈食指点大脑区 3 分钟。

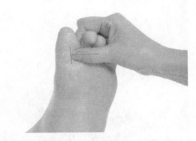

8. 指点脑干、小脑区 3 分钟。

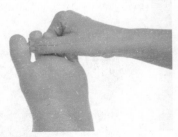

9. 拇指点三叉神经区 3 分钟。

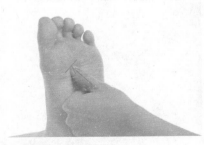

10. 拇指点涌泉穴 3 分钟。

手部按摩

可选头颈淋巴结区、脑垂体区、大脑区、三叉神经区、肝区（右手）、腹腔神经丛区、额窦区、鼻区、大陵穴。

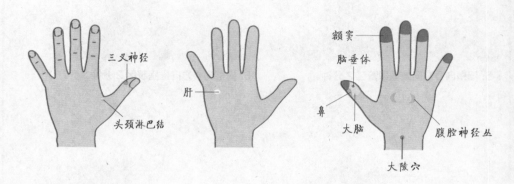

三叉神经
头颈淋巴结
肝
额窦
脑垂体
鼻
大脑
大陵穴
腹腔神经丛

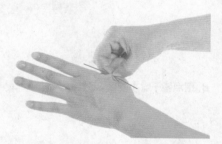

1. 拇指、食指捏头颈淋巴结区 2 分钟。

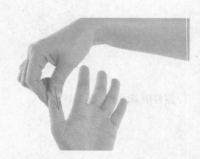

2. 拇指点大脑区 2 分钟。

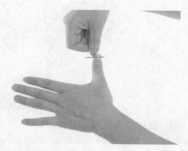

3. 拇指点三叉神经区 2 分钟。

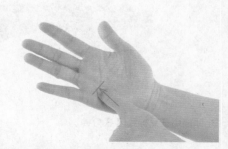

4. 拇指点肝区（右手）2 分钟。

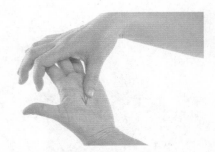

5. 拇指向心方向推腹腔神经丛区 2 分钟。

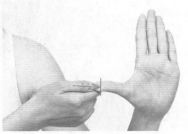

6. 拇指按额窦区 2 分钟。

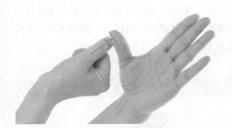

7. 拇指按鼻区 2 分钟。

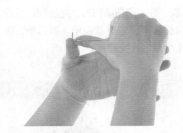

8. 拇指按脑垂体区 2 分钟。

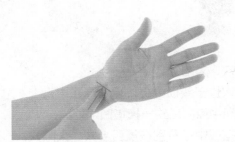

9. 拇指按大陵穴 2 分钟。

耳部按摩

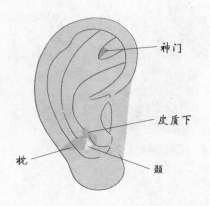

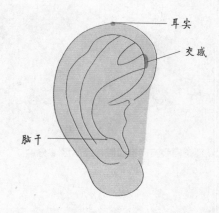

1. 捏揉颞区、皮质下区、枕区、神门区各 30 ~ 50 次。亦可用按摩棒对上述反射区进行点按，各反射区可反复交替使用，每日早、晚各 1 次，1 个月为 1 个疗程。

2. 捏揉交感区、脑干区、耳尖各 30 ~ 50 次。亦可用按摩棒对上述反射区进行点按，各反射区可反复交替使用，每日早、晚各 1 次，1 个月为 1 个疗程。

小 / 贴 / 士

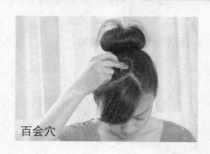
百会穴

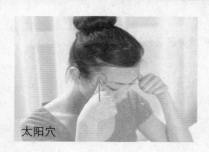
太阳穴

特效穴位：百会穴、太阳穴。

穴位位置：百会穴位于头顶中央，后发际正中直上 7 寸。太阳穴位于头侧部，眉梢与目外眦之间中点向后约一横指凹陷处。

按摩方法：用拇指或中指分别按揉百会穴、太阳穴，顺时针及逆时针方向各按揉 2 ~ 3 分钟。

09 眩 晕

眩晕是包括视觉、本体觉、前庭功能障碍所致的一组证候，以头晕、目眩为主要表现。

足部按摩

可选大脑区，脑垂体区，脑干、小脑区，三叉神经区，内耳迷路区，耳区，太冲穴。

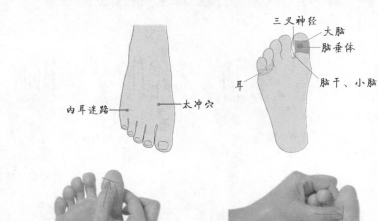

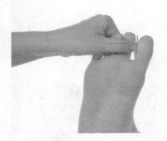

1. 拇指点大脑区、脑垂体区各 2 分钟。

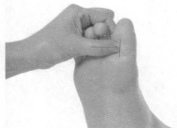

2. 拇指点脑干、小脑区 2 分钟。

3. 拇指点三叉神经区 2 分钟。

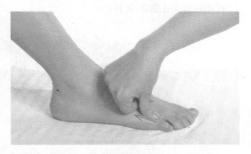

4. 拇指向心方向推内耳迷路区 3 分钟。

065

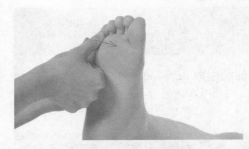 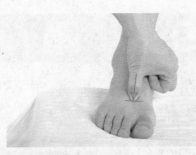

5. 拇指从外侧向内侧推耳区 2 分钟。　　6. 拇指点太冲穴 2 分钟。

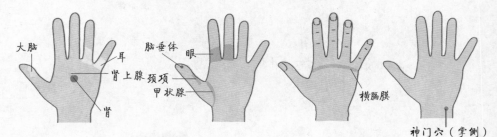

手部按摩

可选肾上腺区、肾区、大脑区、耳区、眼区、颈项区、横膈膜区、甲状腺区、脑垂体区、神门穴。

大脑
耳
肾上腺
肾
脑垂体
眼
颈项
甲状腺
横膈膜
神门穴（掌侧）

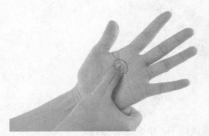 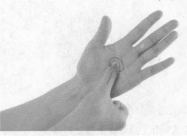

1. 拇指按揉肾上腺区 2 分钟。　　2. 拇指按揉肾区 2 分钟。

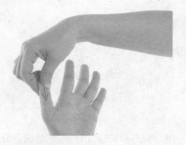 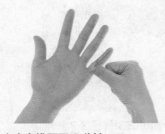

3. 拇指向心方向推大脑区 2 分钟。　　4. 拇指向心方向推耳区 2 分钟。

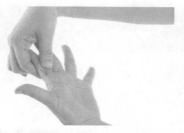

5. 拇指向心方向推眼区 2 分钟。

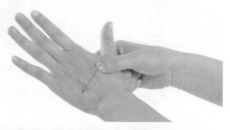

6. 拇指从桡侧向尺侧推横膈膜区 3 分钟。

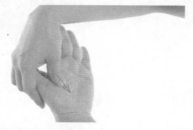

7. 拇指向心方向推甲状腺区 2 分钟。

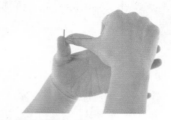

8. 拇指按脑垂体区 2 分钟。

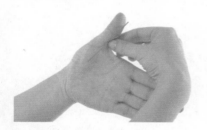

9. 拇食指捏颈项区 2 分钟。

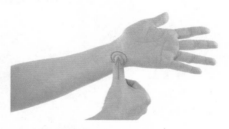

10. 拇指按揉神门穴 2 分钟。

耳部按摩

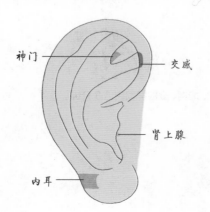

神门

交感

肾上腺

内耳

捏揉神门区、肾上腺区、内耳区、交感区各
30~50次，亦可用按摩棒对各反射区进行点按，
各反射区可反复交替使用，至眩晕症状消失。

067

10 鼻　炎

　　慢性单纯性鼻炎是鼻腔黏膜因各种因素所致的可逆性慢性炎性疾病。中医认为"鼻为肺之窍"，手足耳按摩能清热消炎、宣肺通窍。

足部按摩

可选肺和支气管区，额窦区，鼻区，喉、气管、声带区，甲状旁腺区，扁桃体区。

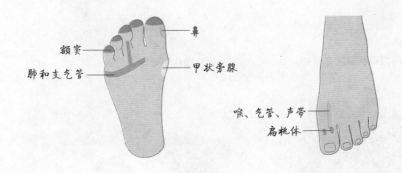

额窦
肺和支气管
鼻
甲状旁腺

喉、气管、声带
扁桃体

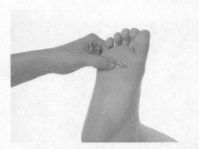

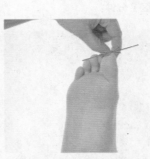

1. 拇指从外侧向内侧推肺和支气管区 2 分钟。

2. 拇指、食指捏额窦区 3 分钟。

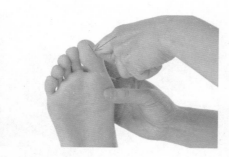

3. 屈食指点鼻区 3 分钟。

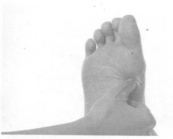

4. 拇指点甲状旁腺区 3 分钟。

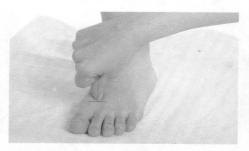

5. 拇指点喉、气管、声带区 2 分钟。

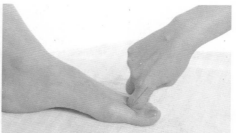

6. 屈食指点扁桃体区 3 分钟。

手部按摩

可选肺和支气管区、头颈淋巴结区、鼻区、额窦区、扁桃体区、甲状旁腺区。

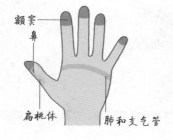

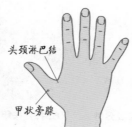

额窦
鼻
扁桃体
肺和支气管

头颈淋巴结
甲状旁腺

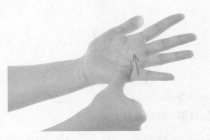

1. 拇指从内侧向外侧推肺和支气管区 2 分钟。

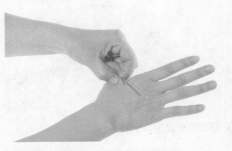

2. 拇指、食指掐头颈淋巴结区 2 分钟。

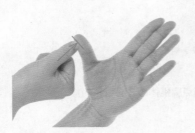

3. 拇指按鼻区 3 分钟。

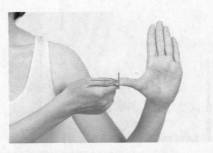

4. 拇指按额窦区 3 分钟。

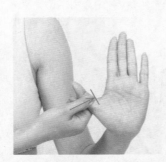

5. 拇指按扁桃体区 3 分钟。

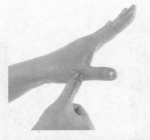

6. 拇指按甲状旁腺区 3 分钟。

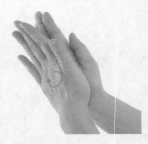

7. 双手对擦掌心 1 分钟。

耳部按摩

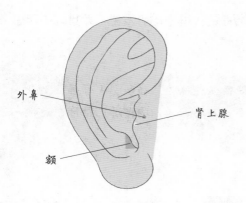

外鼻
肾上腺
额

1. 捏揉外鼻区、肾上腺区、额区各30～50次，亦可用按摩棒对各反射区进行点按，各反射区可反复交替使用，每日早、晚各1次，1个月为1个疗程。

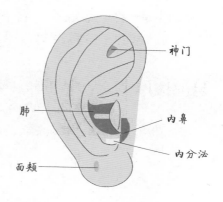

神门
肺
内鼻
内分泌
面颊

2. 捏揉内鼻区、肺区、神门区、面颊区、内分泌区各30～50次，亦可用按摩棒对各反射区进行点按，各反射区可反复交替使用，每日早、晚各1次，1个月为1个疗程。

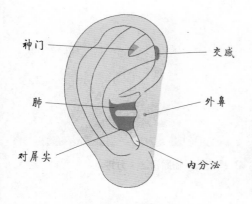

神门
交感
肺
外鼻
对屏尖
内分泌

3. 主区取外鼻区、肺区，配区取内分泌区、对屏尖、交感区、神门区。粘贴王不留行子于选好的反射区上。每次取一侧反射区，两耳交替，每日按压各反射区4～5次。若感鼻痒，可随时按压耳部反射区。

小 / 贴 / 士

1. 坚持进行手足耳按摩，可增强鼻的抗病能力。
2. 远离过敏原，如有害气体、粉尘等。
3. 注意保暖，避免感冒。

11 咽喉炎

咽喉炎是一种觉见疾病，在各个年龄段的人群中均可发生，尤其以中年患者居多。此病多见于冬季和春季。

足部按摩

可选肾区，输尿管区，膀胱区，肺和支气管区，上身淋巴腺区，上颌区，下身淋巴腺区，胸腺淋巴结区，扁桃体区，喉、气管、声带区，下颌区。

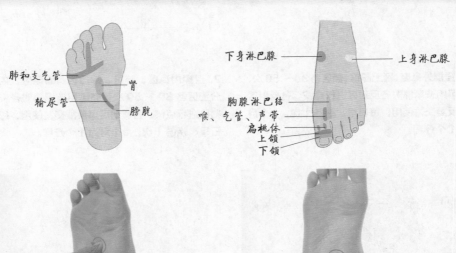

肺和支气管
输尿管
肾
膀胱

下身淋巴腺　　　　　　　上身淋巴腺
胸腺淋巴结
喉、气管、声带
扁桃体
上颌
下颌

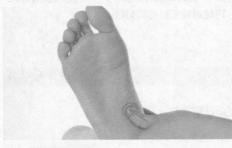

1. 拇指按揉肾区 1 分钟。

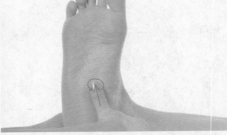

2. 拇指按揉输尿管区 1 分钟。

3. 拇指按揉膀胱区 1 分钟。

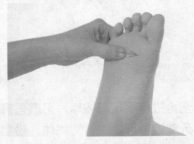

4. 拇指从外侧向内侧推肺和支气管区 1 分钟。

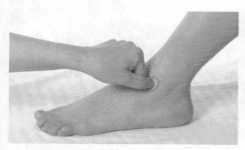

5. 拇指按揉上身淋巴腺区 1 分钟。

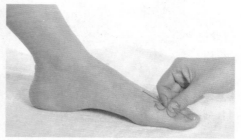

6. 拇指、食指掐上颌区 1 分钟。

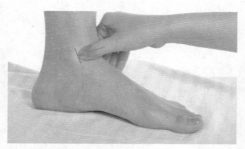

7. 拇指点下身淋巴腺区 1 分钟。

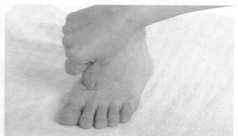

8. 拇指点胸腺淋巴结区 1 分钟。

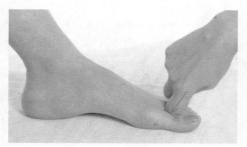

9. 屈食指点扁桃体区 1 分钟。

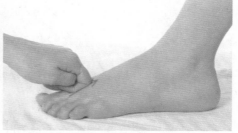

10. 屈食指向心方向推喉、气管、声带区 1 分钟。

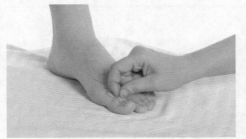

11. 拇指、食指掐下颌区 1 分钟。

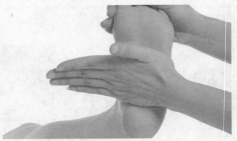

12. 小鱼际擦足底 1 分钟。

手部按摩 可选鼻区、舌区、甲状腺区、食管和气管区、肺和支气管区、胃区、肝区（右手）、喉和气管区。

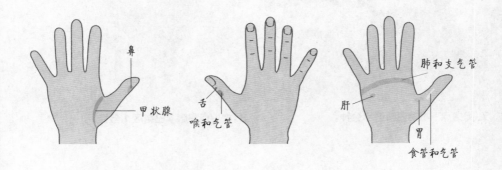

鼻
甲状腺
舌
喉和气管
肺和支气管
肝
胃
食管和气管

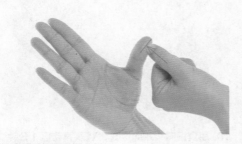

1. 拇指按鼻区 2 分钟。

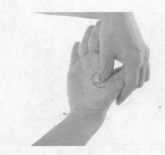

2. 拇指按揉甲状腺区 2 分钟。

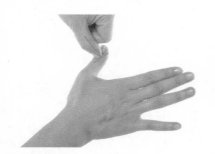

3. 拇指按舌区 2 分钟。

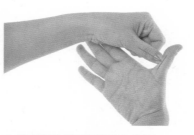

4. 拇指按食管和气管区 2 分钟。

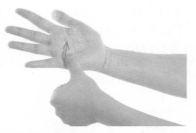

5. 拇指由内侧向外侧推肺和支气管区 2 分钟。

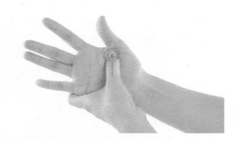

6. 拇指按揉胃区 2 分钟。

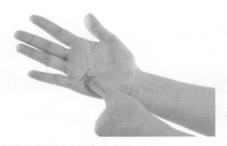

7. 拇指按肝区（右手）2 分钟。

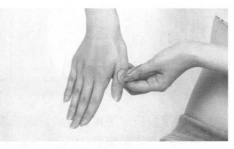

8. 拇指按揉喉和气管区 2 分钟。

耳部按摩

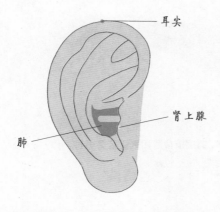

耳尖

肾上腺

肺

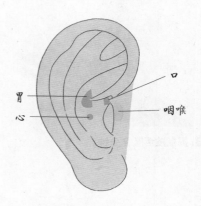

口

胃

心

咽喉

1. 拇指点掐耳尖、肾上腺区、肺区，亦可用按摩棒对各反射区进行点按，各反射区可反复交替使用，每日早、晚各 1 次，1 个月为 1 个疗程。

2. 按压咽喉区、心区、口区、胃区各 1 分钟，亦可用按摩棒对各反射区进行点按，各反射区可反复交替使用，每日早、晚各 1 次，1 个月为 1 个疗程。

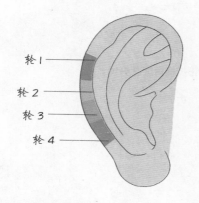

轮 1

轮 2

轮 3

轮 4

3. 搓轮 1～轮 4，1 分钟。

小/贴/士

　　1. 手足耳按摩法具有改善咽喉部血液循环、增强免疫力、消炎利咽的作用，配合适当的药物效果更佳。

　　2. 忌食辛辣刺激性食物，戒烟酒。

　　3. 保持大便通畅。

12 耳鸣、耳聋

耳鸣是指耳内有鸣响的听幻觉，或如蝉声，或如潮声，或大或小，妨碍正常听觉；耳聋是指听力减退，甚至失听。耳鸣日久，可发展成耳聋。耳鸣、耳聋是临床常见疾病，常可同时出现。

足部按摩 | 可选颈项区，脑垂体区，腹腔神经丛区，肾上腺区，肾区，脑干、小脑区，输尿管区，膀胱区，耳区，内耳迷路区。

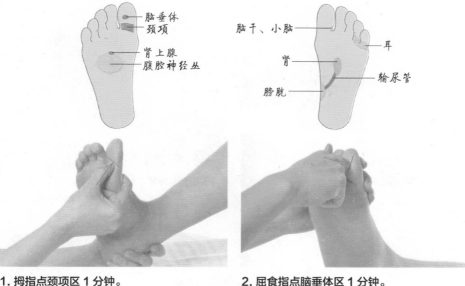

脑垂体
颈项
肾上腺
腹腔神经丛

脑干、小脑
耳
肾
输尿管
膀胱

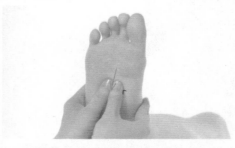

1. 拇指点颈项区 1 分钟。

2. 屈食指点脑垂体区 1 分钟。

3. 双手拇指向心方向推腹腔神经丛区 1 分钟。

4. 拇指向心方向推肾上腺区 1 分钟。

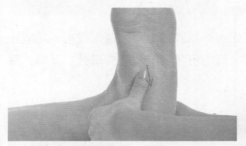

5. 拇指向心方向推输尿管区 1 分钟。

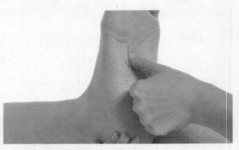

6. 拇指向心方向推肾区 1 分钟。

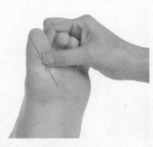

7. 拇指、食指捏脑干、小脑区 1 分钟。

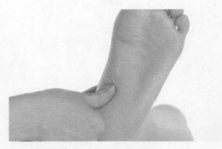

8. 拇指点膀胱区 1 分钟。

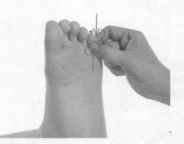

9. 拇指、食指捻耳区 1 分钟。

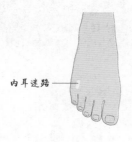

内耳迷路

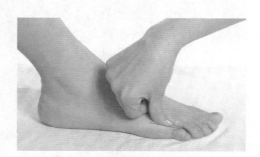

10. 拇指逆心方向推内耳迷路区 2 分钟。

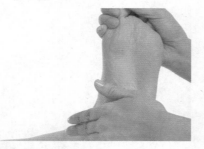

11. 擦足内侧 2 分钟。

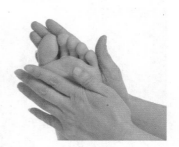

12. 擦足底 3 分钟。

小 / 贴 / 士

　　耳鸣、耳聋的预防：要戒除乱掏耳朵的习惯；远离噪声环境；游泳、洗头、洗澡时防止水流入耳内；少吸烟、少喝酒；生活作息有规律；避免击打耳部、避免过劳和使用耳毒性药物；多吃含锌、铁、钙丰富的食物；经常锻炼身体，保持平和心态。

手部按摩

可选腹腔神经丛区，肾区，额窦区，脑垂体区，脑干、小脑区，耳区，颈项区，头颈淋巴结区，合谷穴，商阳穴，养老穴。

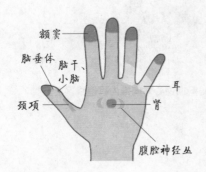

额窦
脑垂体
脑干、小脑
颈项
耳
肾
腹腔神经丛

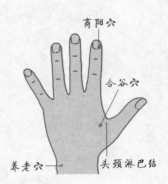

商阳穴
合谷穴
养老穴
头颈淋巴结

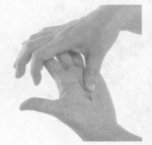

1. 拇指推腹腔神经丛区 1 分钟。

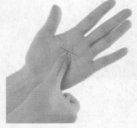

2. 拇指按肾区 1 分钟。

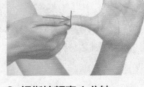

3. 拇指按额窦 1 分钟。

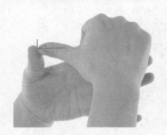

4. 拇指按脑垂体区 1 分钟。

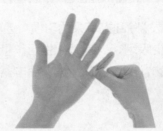

5. 拇指按揉耳区 1 分钟。

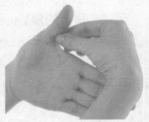

6. 拇指、食指捏颈项区 1 分钟。

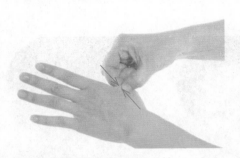

7. 拇指、食指掐头颈淋巴结区 1 分钟。

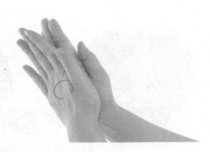

8. 双手对擦掌心 1 分钟。

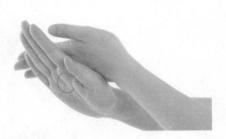

9. 双手对擦掌背 1 分钟。

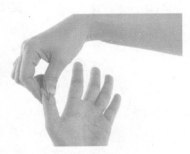

10. 拇指点脑干、小脑区 1 分钟。

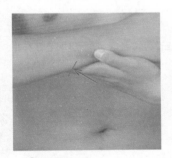

11. 拇指按养老穴 2 分钟。

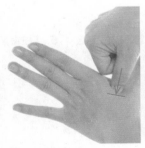

12. 拇指按合谷穴 2 分钟。

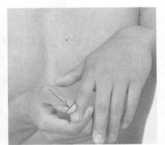

13. 拇指按商阳穴 2 分钟。

耳部按摩

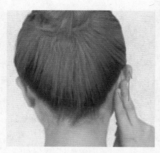

1. 食指、中指搓摩耳背，反复搓摩 10 ~ 15 次，使全耳发热、发红。

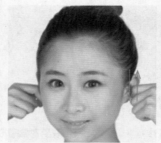

2. 手握空拳，以拇指、食指沿耳轮上下来回推摩 10 次，直至耳轮充血发热。

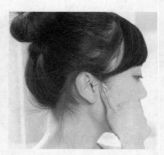

3. 拇指按听宫穴 2 分钟。

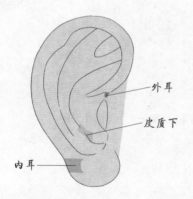

外耳

皮质下

内耳

4. 捏揉内耳 1 分钟区，搓外耳区、皮质下区各 0.5 ~ 1 分钟。

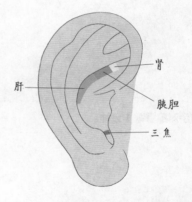

肝

肾

胰胆

三焦

5. 点按肾区、三焦区、肝区、胰胆区各 0.5 ~ 1 分钟。

13 口腔溃疡

口腔溃疡是指口腔黏膜周期性反复发作的局限性溃疡，表现为口腔黏膜出现浅表如黄豆大小的小水疱和小溃疡，呈卵圆形或梭形，好发于唇、舌、颊、牙龈等部位。

足部按摩

可选上颌区、下颌区、额窦区、肾上腺区、内庭穴。

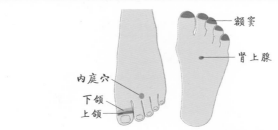

额窦
肾上腺
内庭穴
下颌
上颌

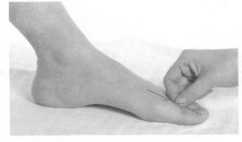

1. 拇指、食指捻上颌区 1 分钟。

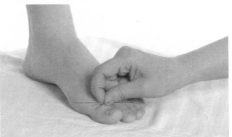

2. 拇指、食指捻下颌区 1 分钟。

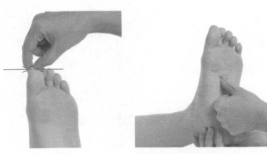

3. 拇指、食指捻额窦区 2 分钟。

4. 拇指按肾上腺区 2 分钟。

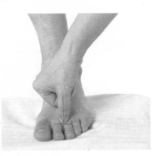

5. 拇指按内庭穴 1 分钟。

手部按摩

可选心区（左手）、舌区、上颌和下颌区、合谷穴。

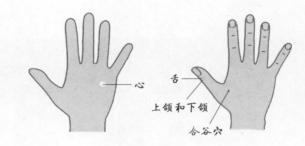

心　　舌　　上颌和下颌　　合谷穴

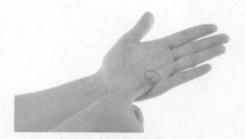

1. 拇指按揉心区（左手）1分钟。

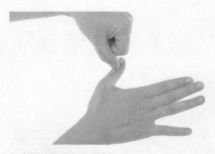

2. 拇指按舌区2分钟。

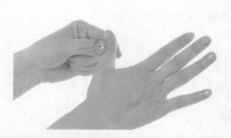

3. 拇指按揉上颌和下颌区2分钟。

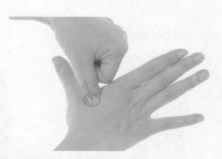

4. 拇指按揉合谷穴2分钟。

耳部按摩

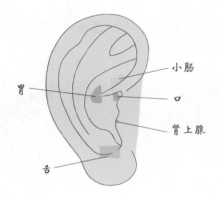

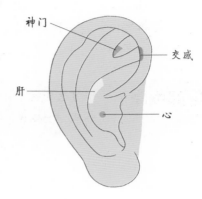

1. 点按或捏揉口区、舌区、肾上腺区、胃区、小肠区各 30 ~ 50 次。亦可用按摩棒对各反射区进行点按，各反射区可反复交替使用，每日早、晚各 1 次，直至病愈。

2. 捏揉交感区、心区、神门区、肝区各 30 ~ 50 次。亦可用按摩棒对各反射区进行点按，各反射区可反复交替使用，每日早、晚各 1 次，直至病愈。

小 / 贴 / 士

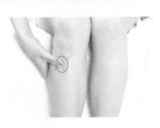

特效穴位：足三里穴。

穴位位置：足三里位于犊鼻穴下 3 寸，胫骨前嵴外一横指处。

按摩方法：拇指指腹按揉足三里穴 1 分钟，手法宜轻柔，至穴位部位皮肤发热止，每日 1 次。

14 面 瘫

面瘫又叫"面神经麻痹""面神经炎"，中医又称为"口眼歪斜"，是由于损伤了面神经传导通路的某一个部位而造成面部表情肌出现瘫痪。任何年龄均可以发生，多为一侧性。

足部按摩

可选肾区、肾上腺区、肺和支气管区、耳区、颈项区、下颌区、上颌区、眼区、大脑区。

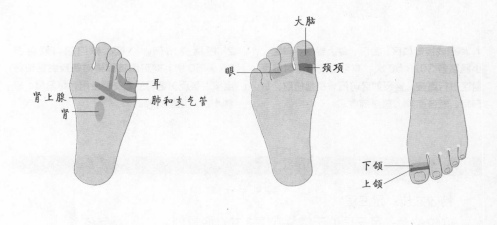

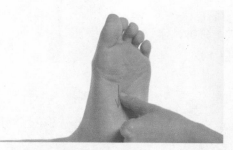

1. 拇指向心方向推肾区 2 分钟。

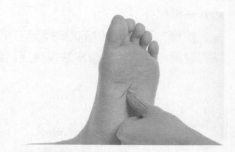

2. 拇指点肾上腺区 1 分钟。

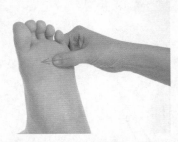

3. 拇指从外侧向内侧推肺和支气管区2分钟。

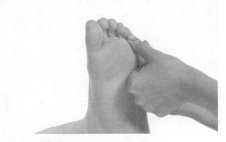

4. 拇指从外侧向内侧推耳区2分钟。

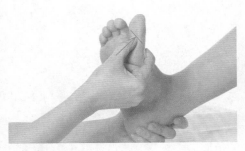

5. 拇指点颈项区2分钟。

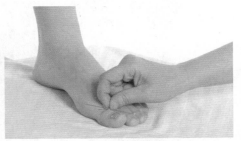

6. 拇指、食指捻下颌区2分钟。

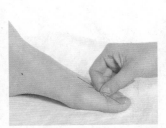

7. 拇指、食指捻上颌区2分钟。

8. 拇指从外侧向内侧推眼区2分钟。

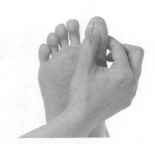

9. 拇指向心方向推大脑区3分钟。

手部按摩

可选肾上腺区、肾区、大脑区、耳区、合谷穴、眼区、鼻区。

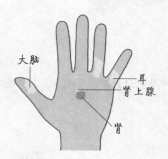

大脑
耳
肾上腺
肾

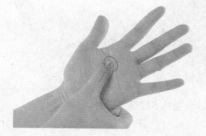

1. 拇指按揉肾上腺区 2 分钟。

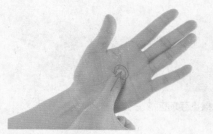

2. 拇指按揉肾区 2 分钟。

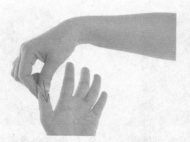

3. 拇指向心方向推大脑区 3 分钟。

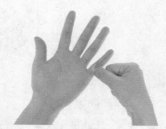

4. 拇指向心方向推耳区 3 分钟。

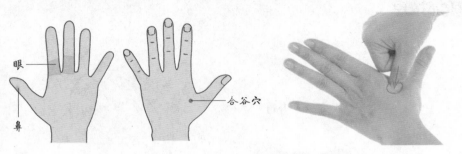

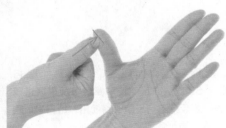

5. 拇指按揉合谷穴 2 分钟。

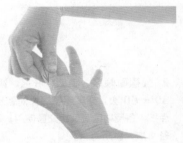

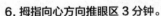

6. 拇指向心方向推眼区 3 分钟。

7. 拇指按鼻区 3 分钟。

小 / 贴 / 士

在面部等处用擦法时应根据患者的皮肤条件，掌握适当的力度。如果皮肤过于干燥，可以采用一定的油性介质，且按摩疗法以患侧颜面部为主，健侧做辅助治疗。此外，面部保暖也非常重要，避免面部受风、受凉，可以减轻病情，对愈后很有帮助。

特效穴位：足三里穴。

穴位位置：足三里位于犊鼻穴下 3 寸，胫骨前嵴外一横指处。

按摩方法：拇指指腹按揉足三里穴 1 分钟，手法宜轻柔，至穴位部位皮肤发热止，每日 1 次。

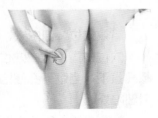

耳部按摩

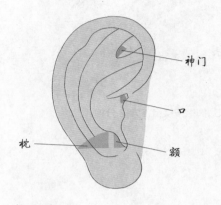
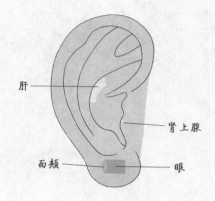

1. 捏揉额区、神门区、口区、枕区各 30 ~ 50 次。亦可用按摩棒对各反射区进行点按，各反射区可反复交替使用，每日早、晚各 1 次，直至病愈。

2. 捏揉面颊区、眼区、肝区、肾上腺区各 30 ~ 50 次。亦可用按摩棒对各反射区进行点按，各反射区可反复交替使用，每日早、晚各 1 次，直至病愈。

小 / 贴 / 士

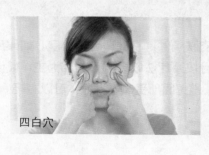
四白穴

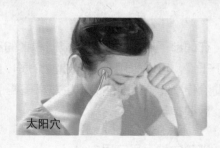
太阳穴

特效穴位：四白穴、太阳穴。

穴位位置：四白穴位于面部，双眼平视时，瞳孔正中央下约 2 厘米处（或瞳孔直下，当眶下孔凹陷处）。太阳穴位于眉梢到耳之间约 1/3 处，用手触摸最凹陷处。

按摩方法：用双手拇指指腹分别按揉两侧四白穴、太阳穴。由轻到重，反复按揉穴位各 30 次。

15 颈背痛

颈背痛是临床常见病、多发病，是以颈背部肌肉痉挛、强直、酸胀、疼痛为主要症状的病症。此病经过按摩治疗能够迅速改善症状，效果明显。

足部按摩 | 可选肾区、颈项区、颈椎区、胸椎区、骶骨及尾骨区、内侧臀部及坐骨神经区。

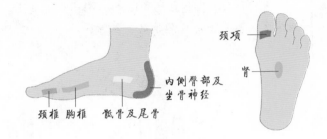

颈项
肾
内侧臀部及坐骨神经
颈椎 胸椎 骶骨及尾骨

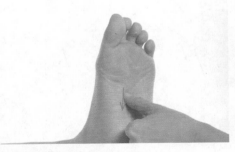

1. 拇指向心方向推肾区 3 分钟。

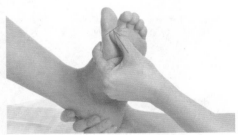

2. 拇指点颈项区 3 分钟。

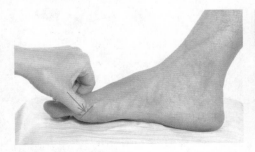

3. 拇指点颈椎区 3 分钟。

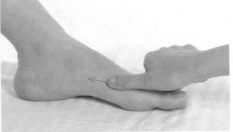

4. 拇指向心方向推胸椎区 2 分钟。

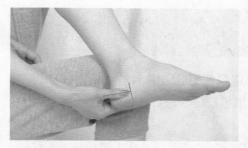

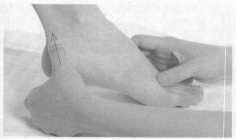

5. 拇指点骶骨及尾骨区 2 分钟。

6. 拇指向心方向推内侧臀部及坐骨神经区 2 分钟。

手部按摩 | 可选肾区、肺和支气管区、斜方肌区、大脑区、颈项区、颈椎区、肩关节区、腰椎区、骶骨区。

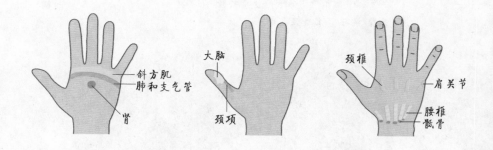

斜方肌
肺和支气管
肾

大脑
颈项

颈椎
肩关节
腰椎
骶骨

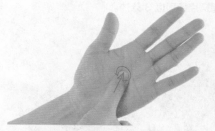

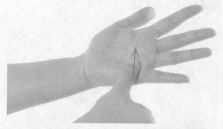

1. 拇指按揉肾区 2 分钟。

2. 拇指从内向外推肺和支气管区 2 分钟。

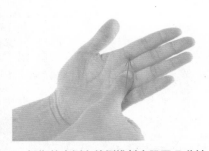

3. 拇指从内侧向外侧推斜方肌区 5 分钟。

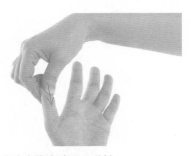

4. 拇指向心方向推大脑区 3 分钟。

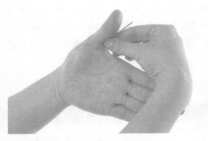

5. 拇指、食指掐颈项区 3 分钟。

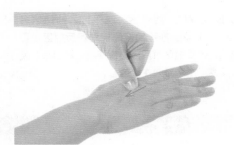

6. 拇指向心方向推颈椎区 3 分钟。

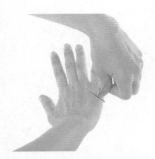

7. 拇指按肩关节区 3 分钟。

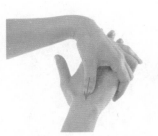

8. 拇指向心方向推腰椎区 3 分钟。

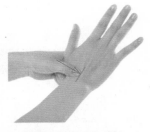

9. 拇指按骶骨区 3 分钟。

耳部按摩

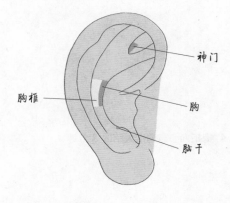

神门

胸椎

胸

脑干

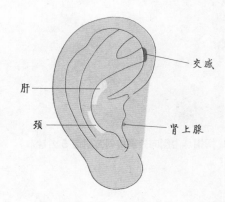

交感

肝

颈

肾上腺

1. 捏揉胸区、胸椎区、脑干区、神门区各
30 ~ 50 次。亦可用按摩棒对各反射区进行
点按，各反射区可反复交替使用，每日早、晚
各 1 次，1 个月为 1 个疗程。

2. 捏揉交感区、颈区、肝区、肾上腺区各
30 ~ 50 次。亦可用按摩棒对各反射区进行
点按，各反射区可反复交替使用，每日早、晚
各 1 次，1 个月为 1 个疗程。

小 / 贴 / 士

1. 引起颈背痛的原因较多，需确定病因，有针对性地选取重点反射区进行
治疗。

2. 可结合局部的按摩或拔罐等中医疗法，效果会更明显。

3. 避免感受风寒，尽量少负重，注意局部保暖并多休息。

16 颈椎病

颈椎病又称颈椎综合征，是中老年人的常见病、多发病，多见于伏案工作者，好发于30～60岁的人，男性多于女性。尽管治疗颈椎病的方法很多，但目前按摩疗法仍是首选方法。

足部按摩 | 可选肩区、肩胛区、斜方肌区、涌泉穴、颈项区、颈椎区。

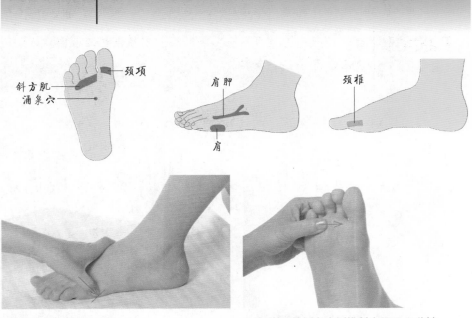

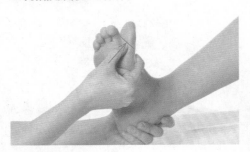

1. 拇指按揉肩区 3 分钟。

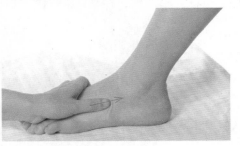

2. 拇指从外侧向内侧推斜方肌区 3 分钟。

3. 拇指点颈项区 3 分钟。

4. 拇指向心方向推肩胛区 5 分钟。

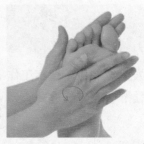 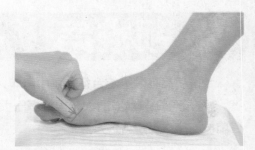

5. 用手掌的小鱼际侧擦足底涌泉穴, 以感觉透 热为度。

6. 拇指点颈椎区 5 分钟。

手部按摩

可选肺和支气管区、大脑区、颈项区、颈椎区、斜方肌区、颈肩区、合谷穴。

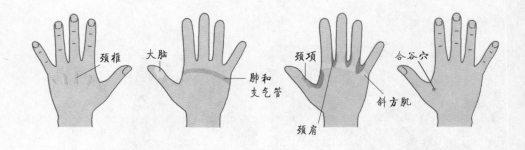

颈椎　大脑　肺和支气管　颈项　合谷穴　斜方肌　颈肩

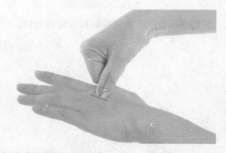 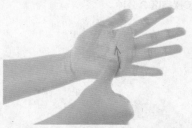

1. 拇指点颈椎区 5 分钟。

2. 拇指从内侧向外侧推肺和支气管区 3 分钟。

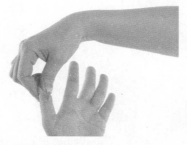

3. 拇指向心方向推大脑区 3 分钟。

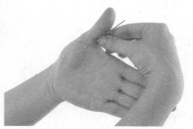

4. 拇指、食指掐颈项 5 分钟。

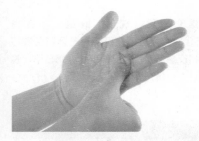

5. 拇指由内侧向外侧推斜方肌区 3 分钟。

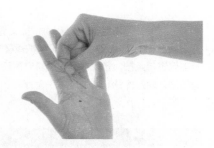

6. 拇指、食指掐颈肩区 2 分钟。

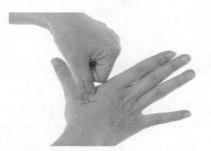

7. 拇指按合谷穴 2 分钟。

耳部按摩

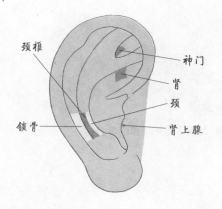

颈椎　神门　肾　颈　锁骨　肾上腺

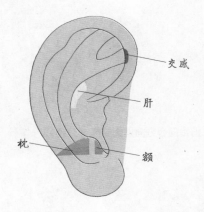

交感　肝　枕　额

1. 揉按颈区、颈椎区、锁骨区、神门区、肾区、肾上腺区各 30 ～ 50 次。亦可用按摩棒对各反射区进行点按，各反射区可反复交替使用，每日早、晚各 1 次，1 个月为 1 个疗程。

2. 捏揉交感区、枕区、肝区、额区各 30 ～ 50 次。亦可用按摩棒对各反射区进行点按，各反射区可反复交替使用，每日早、晚各 1 次，1 个月为 1 个疗程。

小 / 贴 / 士

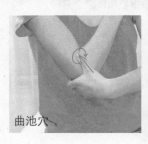

曲池穴

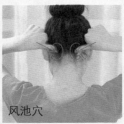

风池穴

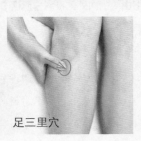

足三里穴

特效穴位：曲池穴、风池穴、足三里穴。

穴位位置：屈肘时曲池穴位于肘横纹与肱骨外上髁连线中点。风池穴位于项部，当枕骨之下，与风府穴相平，胸锁乳突肌与斜方肌上端之间的凹陷处。足三里位于犊鼻穴下 3 寸，胫骨前嵴外一横指处。

按摩方法：拇指或食指分别点按曲池穴、风池穴、足三里穴各 1 ～ 2 分钟，以被按摩部位产生酸、麻、胀感觉为度。

17 腰肌劳损

　　此病最突出的症状就是腰痛，是慢性腰腿痛中常见的疾病之一。多见于青壮年，外伤史不明显，常与职业和工作环境有关。对于此病的治疗，按摩常是首选疗法，效果很好。

足部按摩

可选肾上腺区、肾区、腰椎区、骶骨及尾骨区、肩胛区。

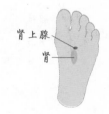

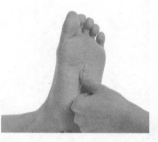

1. 拇指向心方向推肾上腺区2分钟。

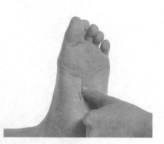

2. 拇指向心方向推肾区2分钟。

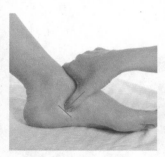

3. 拇指按腰椎区5分钟。

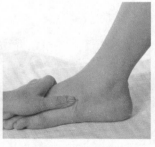

4. 拇指向心方向推肩胛区3分钟。

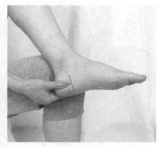

5. 拇指点骶骨及尾骨区5分钟。

手部按摩

可选肾上腺区、肾区、肺和支气管区、肝区（右手）、上身淋巴腺区、下身淋巴腺区、胸腺淋巴结区、腹腔神经丛区、腰椎区、骶骨区。

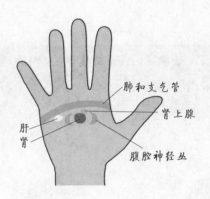

肺和支气管
肾上腺
肝
肾
腹腔神经丛

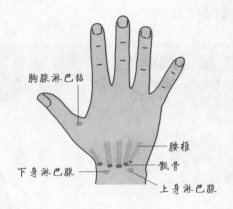

胸腺淋巴结
腰椎
骶骨
下身淋巴腺
上身淋巴腺

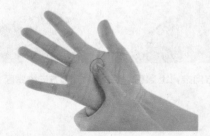

1. 拇指按揉肾上腺区 2 分钟。

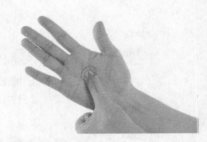

2. 拇指按揉肾区 2 分钟。

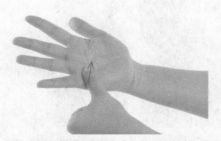

3. 拇指从内侧向外侧推肺和支气管区 2 分钟。

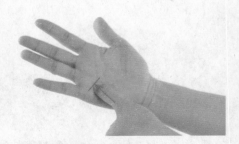

4. 拇指按肝区（右手）2 分钟。

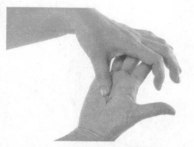

5. 拇指向心方向推腹腔神经丛区 2 分钟。

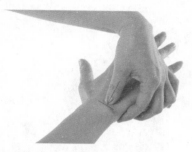

6. 拇指点上身淋巴腺区 2 分钟。

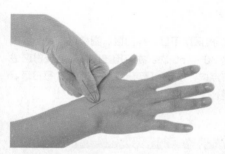

7. 拇指按下身淋巴腺区 2 分钟。

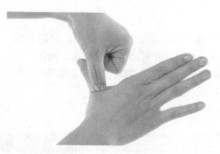

8. 拇指按胸腺淋巴结区 2 分钟。

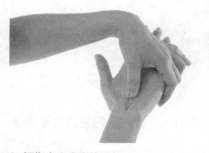

9. 拇指向心方向推腰椎区 2 分钟。

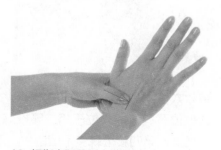

10. 拇指点骶骨区 2 分钟。

耳部按摩

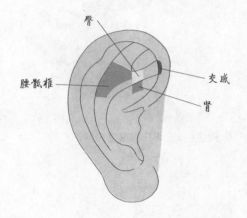

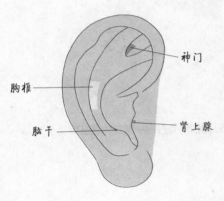

1. 捏揉腰骶椎区、臀区、肾区、交感区各30～50次。亦可用按摩棒对各反射区进行点按，各反射区可反复交替使用，每日早、晚各1次，直至康复。

2. 捏揉脑干区、神门区、胸椎区、肾上腺区各30～50次。亦可用按摩棒对各反射区进行点按，各反射区可反复交替使用，每日早、晚各1次，直至康复。

小 / 贴 / 士

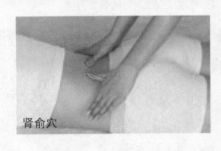

肾俞穴

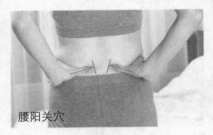

腰阳关穴

特效穴位：肾俞穴、腰阳关穴。

穴位位置：肾俞穴位于第二腰椎棘突下，旁开1.5寸。腰阳关穴位于身体后正中线上，第四腰椎棘突下凹陷中。

按摩方法：拇指分别按肾俞穴、腰阳关穴各3～5分钟，以被按摩部位产生酸、麻、胀感觉为度。

18 足跟痛

足跟痛又称跟痛症，是指病人足跟底部在站立或行走时疼痛。以中老年人居多，体形肥胖的妇女易患此症。足跟痛发生的主要病因为跟骨骨刺、足跟部脂肪垫损伤、筋膜疲劳、跟骨下滑膜炎等。

足部按摩 | 可选肾上腺区、生殖腺区、肾区、膝区、髋关节区、下身淋巴腺区、昆仑穴、太溪穴、解溪穴、太冲穴。

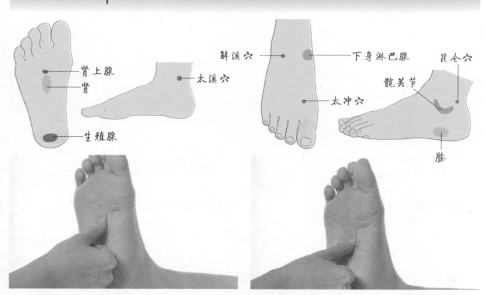

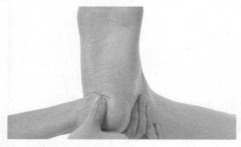

1. 拇指向心方向推肾上腺区 2 分钟。

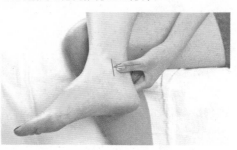

2. 拇指向心方向推肾区 2 分钟。

3. 拇指按生殖腺区 2 分钟。

4. 拇指按太溪穴 2 分钟。

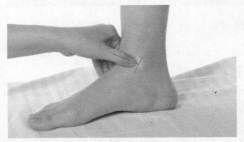

5. 拇指点下身淋巴腺区 2 分钟。

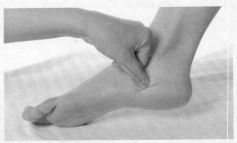

6. 拇指按膝区 6 分钟。

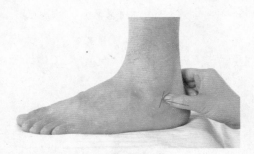

7. 拇指点髋关节区 6 分钟。

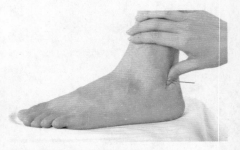

8. 拇指点昆仑穴 2 分钟。

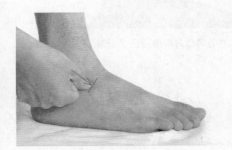

9. 拇指点解溪穴 2 分钟。

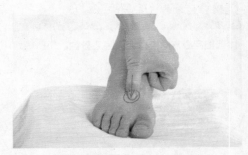

10. 拇指按揉太冲穴 2 分钟。

手部按摩

可选肾上腺区、肾区、膝关节区、髋关节区、下身淋巴腺区、合谷穴。

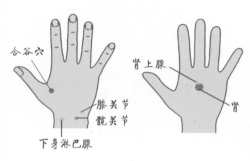

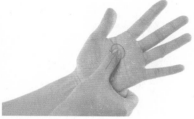

1. 拇指按揉肾上腺区 3 分钟。

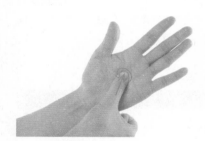

2. 拇指按揉肾区 3 分钟。

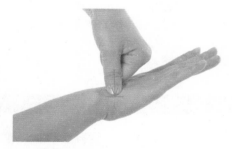

3. 拇指按揉膝关节区 5 分钟。

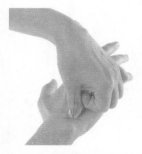

4. 拇指按髋关节区 5 分钟。

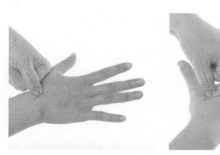

5. 拇指点下身淋巴腺区 3 分钟。 6. 拇指按合谷穴 2 分钟。

耳部按摩

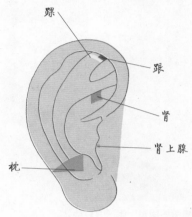

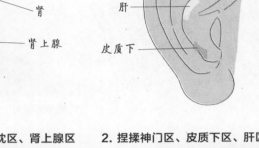

1. 捏揉跟区、踝区、肾区、枕区、肾上腺区各 30 ~ 50 次。亦可用按摩棒对各反射区进行点按，各反射区可反复交替使用，每日早、晚各 1 次，1 个月为 1 个疗程。

2. 捏揉神门区、皮质下区、肝区、交感区各 30 ~ 50 次。亦可用按摩棒对各反射区进行点按，各反射区可反复交替使用，每日早、晚各 1 次，1 个月为 1 个疗程。

小 / 贴 / 士

1. 尽量穿软底鞋，且鞋底不能太薄。
2. 坚持运用手足耳按摩法能改善足跟部的血液循环，具有良好的治疗效果。

特效穴位：足三里穴。

穴位位置：足三里穴位于犊鼻穴下 3 寸，胫骨前嵴外一横指处。

按摩方法：拇指指腹按揉足三里穴 1 分钟，手法宜轻柔，至穴位部位皮肤发热止，每日 1 次。

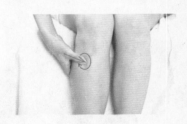

第三章
对症按摩治疗中老年疾病

01 高血压

　　成年人正常血压为收缩压≤140mmHg（1mmHg=133.322Pa），舒张压≤90mmHg。若收缩压≥160mmHg及/或舒张压≥90mmHg者，则称为高血压。

足部按摩 | 可选肾上腺区、肾区、大脑区、耳区、脑垂体区、内耳迷路区、心脏区（左足）、行间穴。

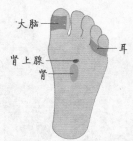

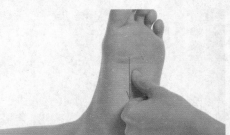

1. 拇指向心方向推肾上腺区2分钟。

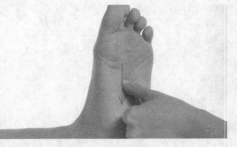

2. 拇指向心方向推肾区2分钟。

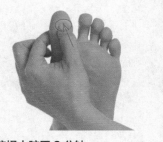

3. 拇指按揉大脑区3分钟。

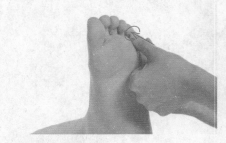

4. 拇指按揉耳区3分钟。

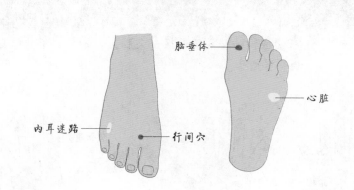

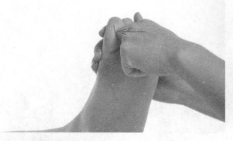

5. 屈食指点脑垂体区 3 分钟。

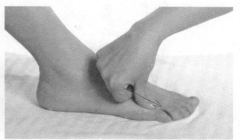

6. 拇指逆心方向推内耳迷路 2 分钟。

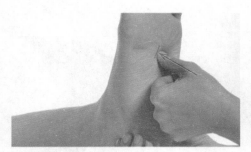

7. 拇指点心脏区（左足）3 分钟。

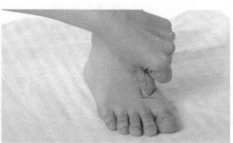

8. 拇指指尖点行间穴 3 分钟。

手部按摩

可选腹腔神经丛区、肝区（右手）、脑垂体区、血压区、心区（左手）、脾区（左手）、肾区、膀胱区、肾上腺区、输尿管区、肺和支气管区、大脑区、颈项、甲状腺区、合谷穴、劳宫穴。

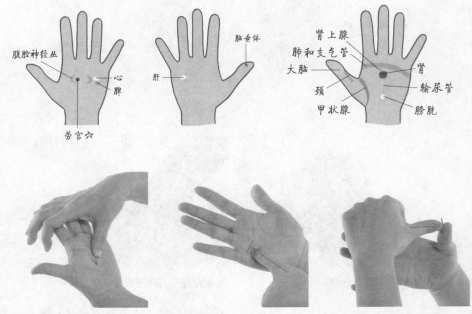

1. 拇指向心方向推腹腔神经丛区2分钟。

2. 拇指按肝区（右手）2分钟。

3. 拇指按脑垂体区2分钟。

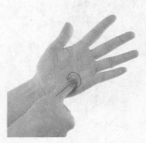

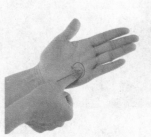

4. 拇指按揉脾区（左手）2分钟。

5. 拇指按揉心区（左手）3分钟。

6. 拇指、食指掐劳宫穴2分钟。

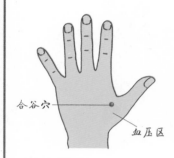

合谷穴

血压区

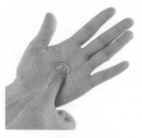

7. 拇指按揉肾区 3 分钟。

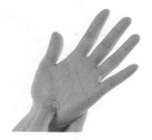

8. 拇指按揉膀胱区 3 分钟。

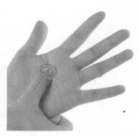

9. 拇指按揉肾上腺区 3 分钟。

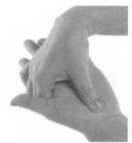

10. 拇指按揉输尿管区 3 分钟。

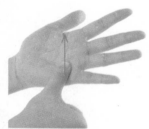

11. 拇指从内侧向外侧推肺和支气管区 2 分钟。

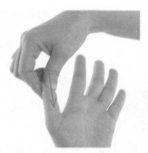

12. 拇指向心方向推大脑区 2 分钟。

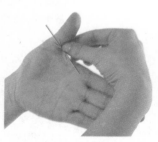

13. 拇指、食指捏颈项区 2 分钟。

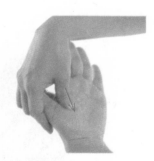

14. 拇指向心方向推甲状腺区 2 分钟。

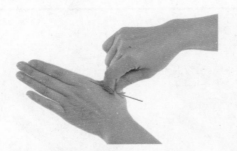

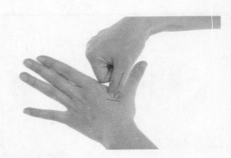

15. 拇指、食指捏血压区 2 分钟。

16. 拇指按合谷穴 2 分钟。

耳部按摩

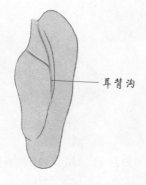

耳背沟

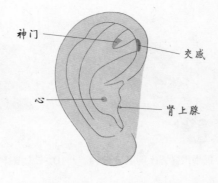

神门

交感

心

肾上腺

1. 捏揉耳背沟 30 ~ 50 次。亦可对耳背沟采取推擦法进行按摩。每日早、晚各 1 次，1 个月为 1 个疗程。

2. 捏揉心区、交感区、肾上腺区、神门区各 30 ~ 50 次。亦可用按摩棒对各反射区进行点按，各反射区可反复交替使用，每日早、晚各 1 次，1 个月为 1 个疗程。

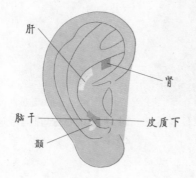

肝

肾

脑干

颞

皮质下

3. 捏揉皮质下区、颞区、脑干区、肾区、肝区各 30 ~ 50 次。亦可用按摩棒对各反射区进行点按，各反射区可反复交替使用，每日早、晚各 1 次，1 个月为 1 个疗程。

02 高脂血症

高脂血症是指脂肪代谢或运转异常，使血浆内一种或多种脂质高于正常水平。高脂血症一般以测定血浆胆固醇和三酰甘油含量为诊断依据。可表现为头痛、眩晕、四肢麻木、胸部闷痛、气促心悸等症状。

足部按摩 | 可选肾上腺区、肾区、输尿管区、膀胱区、大脑区、心脏区（左足）、颈项区、脾区（左足）、甲状旁腺区、胰腺区、甲状腺区、胃区。

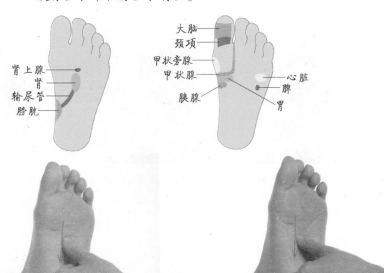

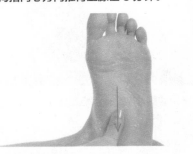

1. 拇指向心方向推肾上腺区3分钟。

2. 拇指向心方向推肾区3分钟。

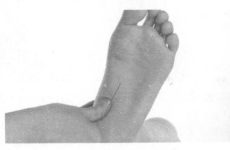

3. 拇指向心方向推输尿管区3分钟。

4. 拇指向心方向推膀胱区3分钟。

113

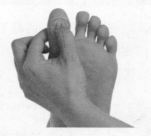

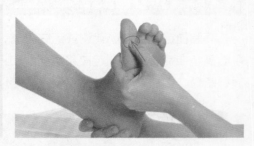

5. 拇指按揉大脑区 1 分钟。

6. 拇指按揉颈项区 1 分钟。

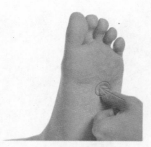

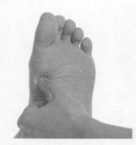

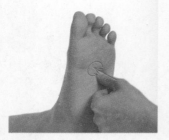

7. 拇指按揉心脏区（左足）1 分钟。

8. 拇指点甲状旁腺区 1 分钟。

9. 拇指按揉脾区（左足）5 分钟。

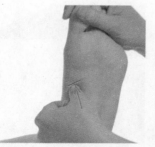

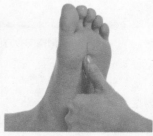

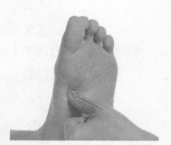

10. 拇指点胰腺区 1 分钟。

11. 拇指自下向上推按甲状腺区 5 分钟。

12. 拇指点胃区 1 分钟。

手部按摩

可选肾区，膀胱区，肺和支气管区，脾区（左手），胃区，胸、乳房区，合谷穴。

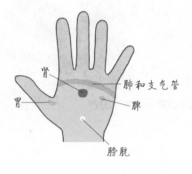
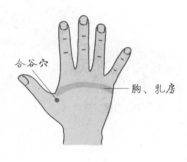

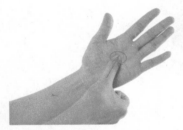

1. 拇指按揉肾区 2 分钟。

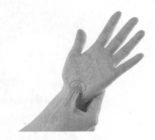

2. 拇指按揉膀胱区 2 分钟。

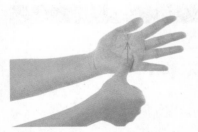

3. 拇指从内侧向外侧推肺和支气管区 20 次。

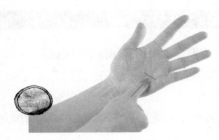

4. 拇指点脾区（左手）20 次。

115

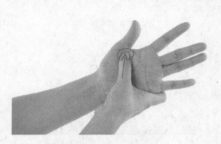

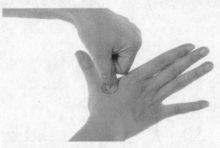

5. 拇指按揉胃区 20 次。

6. 拇指按揉合谷穴 2 分钟。

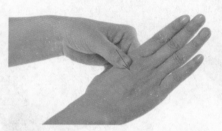

7. 拇指从桡侧向尺侧推胸、乳房区 2 分钟。

小 / 贴 / 士

1. 控制饮食是治疗此病的关键。

2. 常吃具有降脂功效的食物，如玉米、香菇、山楂等。

3. 少食或不食高糖、高脂食物。

4. 多运动，尤其是有氧运动，以增加脂肪消耗量。

耳部按摩

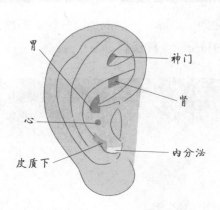

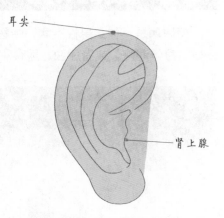

1. 点按或捏揉内分泌区、肾区、心区、神门区、胃区、皮质下区各 3 分钟。亦可用按摩棒对各反射区进行点按,各反射区可反复交替使用,每日早、晚各 1 次,1 个月为 1 个疗程。

2. 掐耳尖、肾上腺区各 2 分钟。各反射区可反复交替使用,每日早、晚各 1 次,1 个月为 1 个疗程。

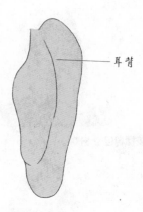

3. 拇指按耳背 2 分钟。

03 糖尿病

糖尿病是一种全身性疾病，中医称之为"消渴"。消渴是以多饮、多食、多尿、身体消瘦，或者尿浊、尿有甜味为特征的一种疾病。

足部按摩 可选肾上腺区、肾区、输尿管区、膀胱区、胃区、十二指肠区、胰腺区。

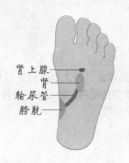
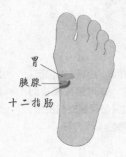

肾上腺　肾　输尿管　膀胱

胃　胰腺　十二指肠

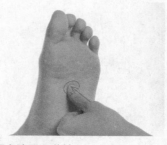

1. 拇指按揉肾上腺区 2 分钟。

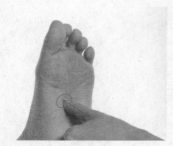

2. 拇指按揉肾区 2 分钟。

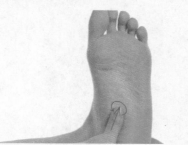

3. 拇指按揉输尿管区 2 分钟。

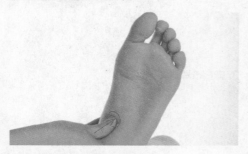

4. 拇指按揉膀胱区 2 分钟。

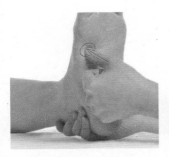 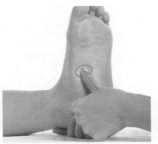 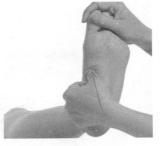

5. 拇指按揉胃区 4 分钟。　6. 拇指按揉十二指肠区 4 分钟。7. 拇指按揉胰腺区 6 分钟。

手部按摩 | 可选肾区，肾上腺区，脑垂体区，胃区，胰腺区，十二指肠区，胃、脾、大肠区，降结肠区，肺和支气管区，腹腔神经丛区。

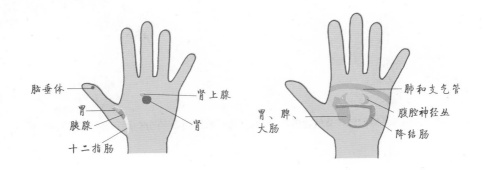

脑垂体
胃
胰腺
十二指肠
肾上腺
肾

肺和支气管
胃、脾、大肠
腹腔神经丛
降结肠

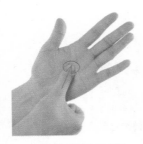 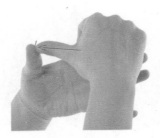 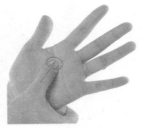

1. 拇指按揉肾区 3 分钟。　2. 拇指按揉脑垂体区 2 分钟。　3. 拇指按揉肾上腺区 3 分钟。

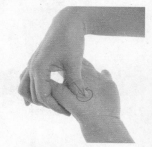
4. 拇指按揉胰腺区 2 分钟。

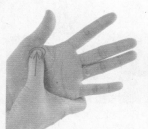
5. 拇指按揉胃区 2 分钟。

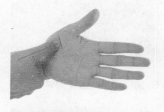
6. 拇指按十二指肠区 3 分钟。

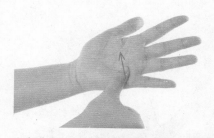
7. 拇指从内侧向外侧推肺和支气管区 2 分钟。

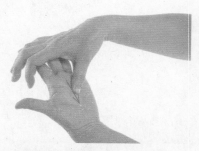
8. 拇指向心方向推腹腔神经丛区 2 分钟。

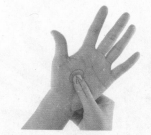
9. 拇指按揉胃、脾、大肠区 2 分钟。

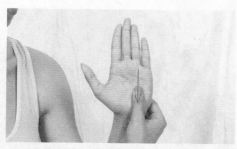
10. 拇指向心方向推降结肠区 3 分钟。

耳部按摩

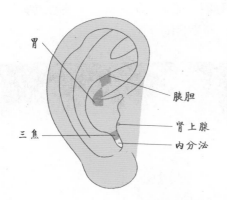

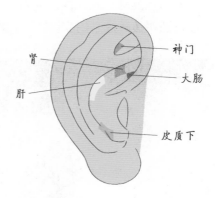

1. 捏揉胰胆区、内分泌区、胃区、肾上腺区、三焦区各 30 ~ 50 次。亦可用按摩棒对各反射区进行点按，各反射区可反复交替使用，每日早、晚各 1 次，1 个月为 1 个疗程。

2. 捏揉皮质下区、神门区、肝区、大肠区、肾区各 30 ~ 50 次。亦可用按摩棒对各反射区进行点按，各反射区可反复交替使用，每日早、晚各 1 次，1 个月为 1 个疗程。

小 / 贴 / 士

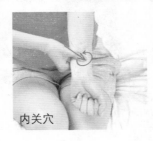

内关穴

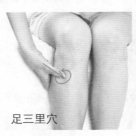

足三里穴

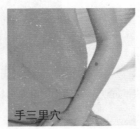

手三里穴

特效穴位：内关穴、足三里穴、手三里穴。

穴位位置：内关穴位于前臂掌侧，腕横纹上 2 寸，当掌长肌腱与桡侧腕屈肌腱之间。足三里穴位于犊鼻穴下 3 寸，胫骨前嵴外一横指处。手三里穴位于前臂背面桡侧，当阳溪与曲池连线上，肘横纹下 2 寸。

按摩方法：拇指指腹分别按揉内关穴、足三里穴、手三里穴各 1 分钟，手法宜轻柔，至穴位部位皮肤发热止，每日 1 次。

04 冠心病

冠心病又称"缺血性心脏病"，全称叫"冠状动脉粥样硬化性心脏病"。按摩疗法对缓解冠心病症状，预防其发生有积极的作用。

足部按摩 可选肾上腺区、肾区、胃区、十二指肠区、心脏区（左足）。

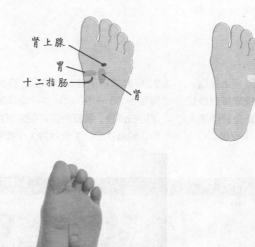

1. 拇指向心方向推肾上腺区 2 分钟。

2. 拇指点肾区 2 分钟。

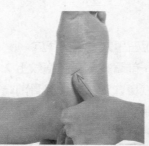

3. 拇指点胃区 2 分钟。

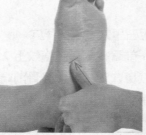

4. 拇指点十二指肠区 2 分钟。

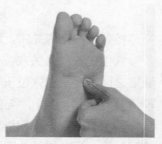

5. 拇指按心脏区（左足）2 分钟。

手部按摩 可选膀胱区、肺和支气管区、胸腔呼吸器官区、胸椎区、心区（左手）、神门穴、劳宫穴。

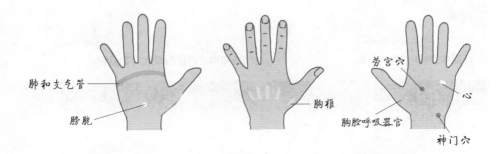

肺和支气管

膀胱

胸椎

劳宫穴

心

胸腔呼吸器官

神门穴

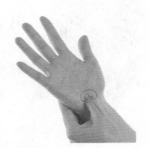

1. 拇指按揉膀胱区2分钟。

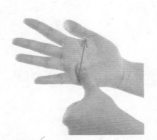

2. 拇指从内侧向外侧推肺和支气管区3分钟。

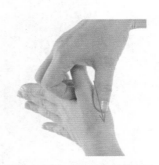

3. 拇指向心方向推胸腔呼吸器官区3分钟。

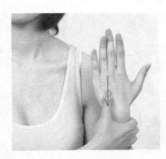

4. 拇指向心方向推胸椎区3分钟。

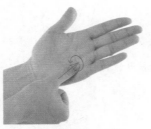

5. 拇指按揉心区（左手）5分钟。

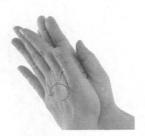

6. 双手对擦手掌1分钟。

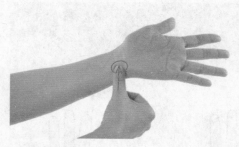
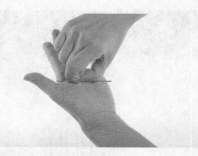

7. 拇指按揉神门穴 2 分钟。

8. 拇指、食指掐劳宫穴 2 分钟。

耳部按摩

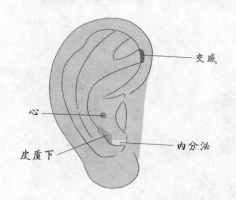

交感

心

皮质下

内分泌

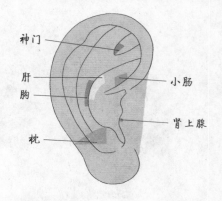

神门

肝

胸

枕

小肠

肾上腺

1. 捏揉心区、交感区、皮质下区、内分泌区各 30 ~ 50 次。亦可用按摩棒对各反射区进行点按，各反射区可反复交替使用，每日早、晚各 1 次，1 个月为 1 个疗程。

2. 捏揉胸区、枕区、神门区、小肠区、肝区、肾上腺区各 30 ~ 50 次。亦可用按摩棒对各反射区进行点按，各反射区可反复交替使用，每日早、晚各 1 次，1 个月为 1 个疗程。

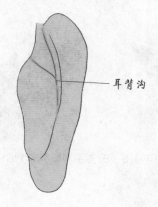

耳背沟

3. 按揉耳背沟，亦可对耳背沟采取擦法进行按摩 30 ~ 50 次。

05 肩周炎

肩周炎即肩关节周围炎，又叫"五十肩""肩痹"等，是指肩关节及其周围的肌腱、韧带等软组织的急慢性损伤或退行性病变，导致肩部疼痛和功能障碍为主症的一种疾病。

足部按摩 | 可选肩关节区、肩胛骨区、隐白穴、上身淋巴腺区、斜方肌区、颈椎区、至阴穴。

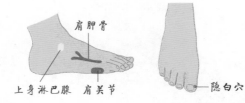

肩胛骨

上身淋巴腺　肩关节

隐白穴

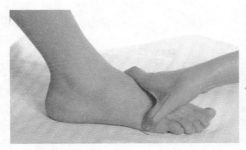

1. 拇指点肩关节区 5 分钟。

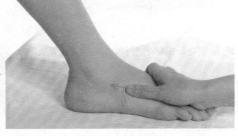

2. 拇指向心方向推肩胛骨区 5 分钟。

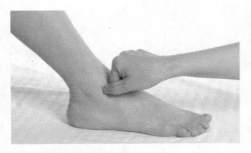

3. 拇指点上身淋巴腺区 3 分钟。

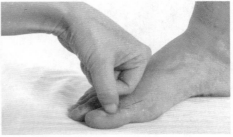

4. 拇指点隐白穴 3 分钟。

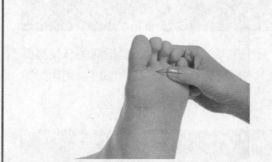

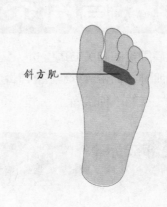

斜方肌

5. 拇指从外侧向内侧推斜方肌区 3 分钟。

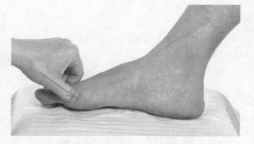

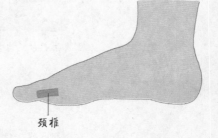

颈椎

6. 拇指点颈椎区 5 分钟。

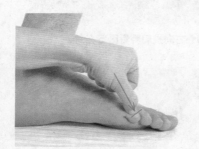

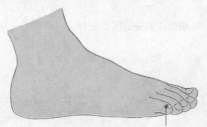

至阴穴

7. 拇指点至阴穴 3 分钟。

手部按摩

可选肾区、膀胱区、肩关节区、颈肩区、颈项区、脑垂体区。

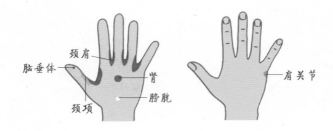

脑垂体
颈肩
肾
膀胱
颈项
肩关节

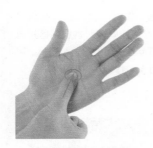

1. 拇指按揉肾区2分钟。

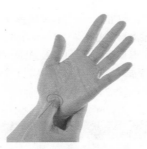

2. 拇指按揉膀胱区2分钟。

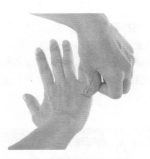

3. 拇指按肩关节区5分钟。

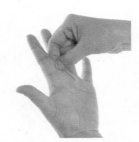

4. 拇指、食指掐颈肩区2分钟。

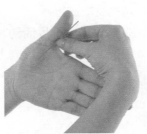

5. 拇指、食指掐颈项区2分钟。

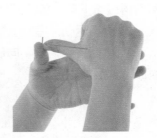

6. 拇指按脑垂体区2分钟。

耳部按摩

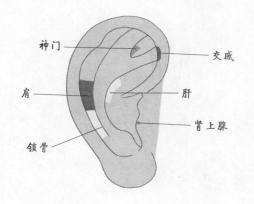

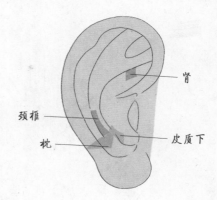

1. 捏按肩区、锁骨区、交感区、肝区、神门区、肾上腺区各 30 ～ 50 次。亦可用按摩棒对各反射区进行点按，各反射区可反复交替使用，每日早、晚各 1 次，1 个月为 1 个疗程。

2. 捏揉皮质下区、枕区、颈椎区、肾区各 30 ～ 50 次。亦可用按摩棒对各反射区进行点按，各反射区可反复交替使用，每日早、晚各 1 次，1 个月为 1 个疗程。

小 / 贴 / 士

除坚持运用手足耳按摩法进行治疗外，还可配合肩关节功能锻炼，加强疗效，缩短病程，起到事半功倍的效果。

1. 爬墙运动：患者面对墙壁，双手沿墙壁慢慢向上爬行，使上臂尽量高举，然后再缓缓下落，放回原处。如此反复进行。

2. 甩手运动：甩动上臂，使肩关节做前后活动。

3. 体后拉手：双手向后，在背部拉手，渐渐向上运动，尽量抬高，然后恢复原位，反复进行。

06 骨质疏松症

骨质疏松症是以慢性腰背疼痛、身长变矮、驼背，甚则畸形、呼吸功能下降为主要表现的一种全身性骨量减少性疾病。即使是轻微的创伤或无外伤的情况下也易发生骨折。

足部按摩 可选脾区（左足）、肝区（右足）、肾区、生殖腺区、大脑区、甲状腺区。

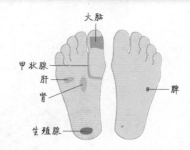

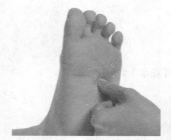 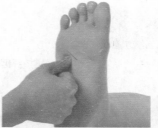 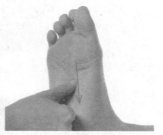

1. 拇指点脾区（左足）3分钟。　2. 拇指点肝区（右足）5分钟。　3. 拇指向心方向推肾区2分钟。

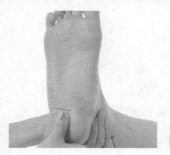 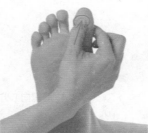 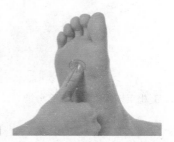

4. 拇指点生殖腺区3分钟。　5. 拇指按揉大脑区，每次10秒，反复3次。　6. 拇指按揉甲状腺区3分钟。

129

手部按摩

可选肾区、肝区（右手）、肾上腺区、腰椎区、输尿管区、尾骨区、膀胱区、脑垂体区、骶椎区。

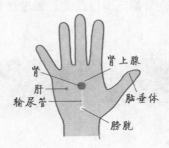

肾上腺
肾
脑垂体
肝
输尿管
膀胱

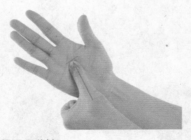

1. 拇指按肾区 3 分钟。

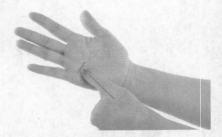

2. 拇指按肝区（右手）1 分钟。

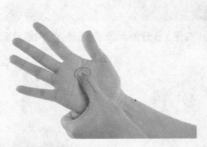

3. 拇指按揉肾上腺区 2 分钟。

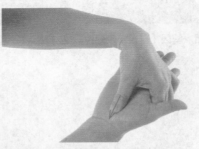

4. 拇指向心方向推输尿管 2 分钟。

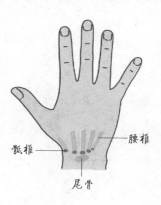

骶椎　腰椎

尾骨

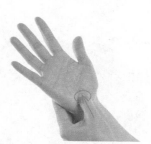

5. 拇指按揉膀胱区 2 分钟。

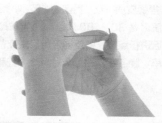

6. 拇指按脑垂体区 2 分钟。

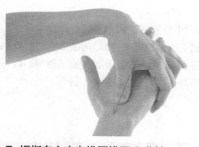

7. 拇指向心方向推腰椎区 2 分钟。

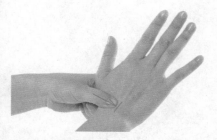

8. 拇指按尾骨区 2 分钟。

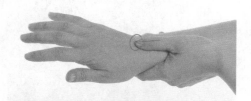

9. 拇指按揉骶椎区 2 分钟。

耳部按摩

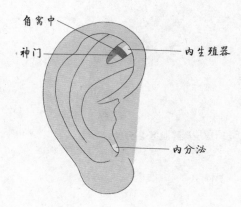

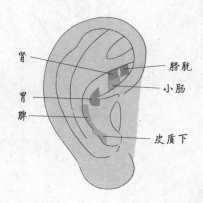

1. 捏揉内生殖器区、内分泌区、角窝中区、神门区各 30 ~ 50 次。亦可用按摩棒对各反射区进行点按，各反射区可反复交替使用，每日早、晚各 1 次，1 个月为 1 个疗程。

2. 捏揉皮质下区、胃区、脾区、小肠区、肾区、膀胱区各 30 ~ 50 次。亦可用按摩棒对各反射区进行点按，各反射区可反复交替使用，每日早、晚各 1 次，1 个月为 1 个疗程。

小 / 贴 / 士

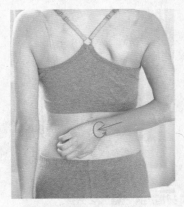

用手掌根部按揉腰部 5 分钟。

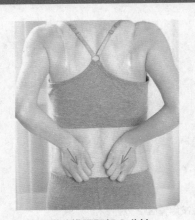

用两手掌分推腰骶部 2 分钟。

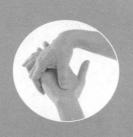

第四章
对症按摩治疗妇科病

01 月经不调

月经不调是指女性月经的周期、经色、经质等发生异常并伴有其他症状的一种疾病，包括月经先期、月经后期、月经先后不定期、月经量少、月经量多等。

足部按摩

可选肾上腺区，肾区，脾区（左足），肝区（右足），生殖腺区，脑垂体区，子宫、前列腺区，太溪穴、太冲穴。

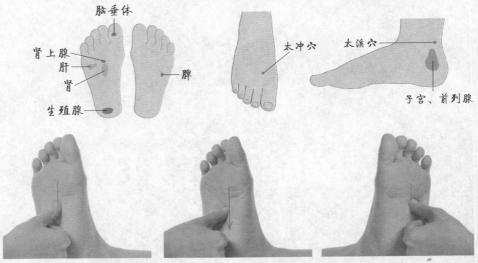

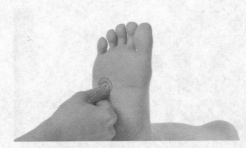

1. 拇指向心方向推肾上腺区2分钟。

2. 拇指向心方向推肾区2分钟。

3. 拇指按揉脾区（左足）3分钟。

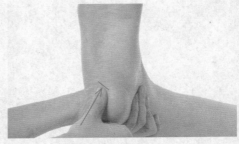

4. 拇指按揉肝区（右足）5分钟。

5. 拇指点生殖腺区3分钟。

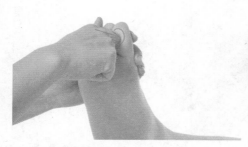

6. 拇指按揉脑垂体区 3 分钟。

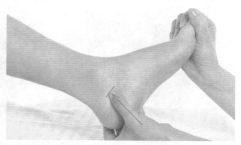

7. 拇指按揉子宫、前列腺区 3 分钟。

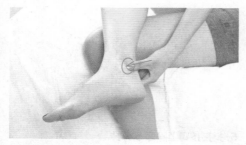

8. 拇指按揉太溪穴 30 次。

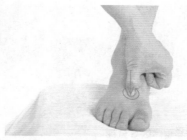

9. 拇指按揉太冲穴 30 次。

手部按摩 | 可选腰椎区、骶椎区、生殖腺区、脑垂体区、肾上腺区。

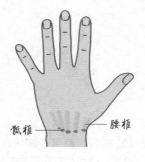

骶椎 —— 腰椎

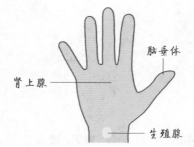

脑垂体

肾上腺

生殖腺

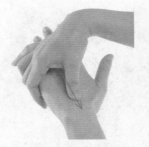 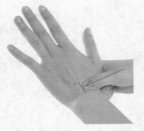 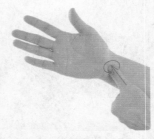

1．拇指向心方向推腰椎区3分钟。 　2．拇指按骶椎区3分钟。 　　3．拇指按揉生殖腺区30秒。

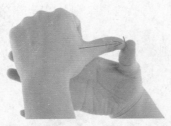 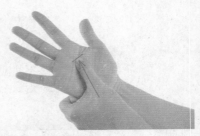

4．拇指按脑垂体区5分钟。 　　　5．拇指按肾上腺区5分钟。

耳部按摩

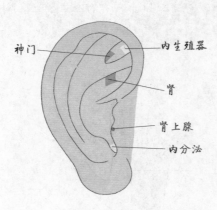 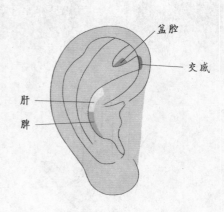

1．捏揉内生殖器区、内分泌区、肾区、肾上腺区、神门区各30～50次。亦可用按摩棒对各反射区进行点按，各反射区可反复交替使用，每日早、晚各1次，1个月为1个疗程。

2．捏揉交感区、脾区、肝区、盆腔区各30～50次。亦可用按摩棒对各反射区进行点按，各反射区可反复交替使用，每日早、晚各1次，1个月为1个疗程。

02 痛 经

此病是指妇女在月经期或行经前后，出现周期性小腹疼痛及腰部疼痛，甚至剧痛难忍的症状，常伴有面色苍白、恶心呕吐、冷汗淋漓、手足厥冷。此病多见于青年女性。

足部按摩 可选肾上腺区，肾区，生殖腺区，脑垂体区，腹腔神经丛区，子宫、前列腺区，下腹部区，阴茎、阴道、尿道区，然谷穴，公孙穴。

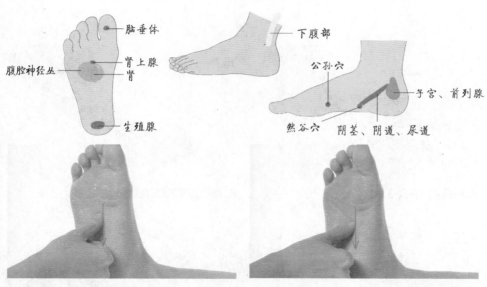

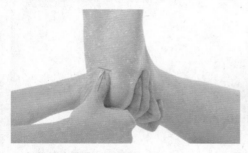

1. 拇指向心方向推肾上腺区2分钟。

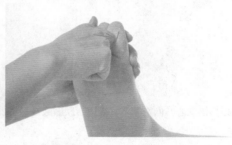

2. 拇指向心方向推肾区2分钟。

3. 拇指按生殖腺区3分钟。

4. 屈食指按脑垂体区3分钟。

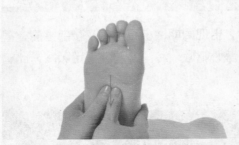

5. 双手拇指向心方向推腹腔神经丛区 30 秒。

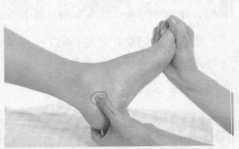

6. 拇指按揉子宫、前列腺区 3 分钟。

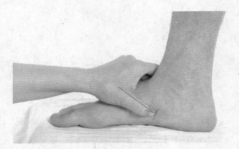

7. 拇指按然谷穴 3 分钟。

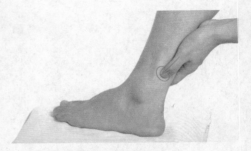

8. 拇指按揉下腹部区 3 分钟。

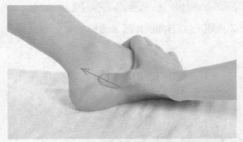

9. 拇指向心方向推阴茎、阴道、尿道区 3 分钟。 10. 拇指按公孙穴 3 分钟。

手部按摩

可选脑垂体区、骶椎区、肾区、腹腔神经丛区、腰椎区、生殖腺区、合谷穴。

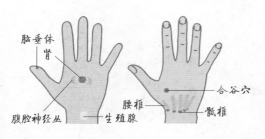

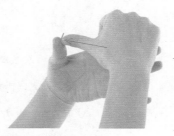

1. 拇指按脑垂体区 3 分钟。

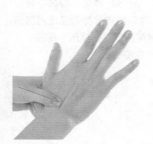

2. 拇指按骶椎区 3 分钟。

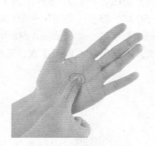

3. 拇指按揉肾区 3 分钟。

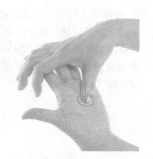

4. 拇指按揉腹腔神经丛区 3 分钟。

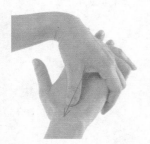

5. 拇指向心方向推腰椎区 3 分钟。

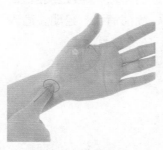

6. 拇指按揉生殖腺区 5 分钟。

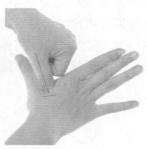

7. 拇指按合谷穴 3 分钟。

耳部按摩

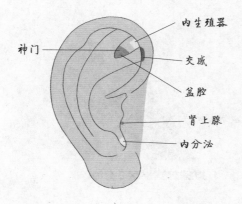

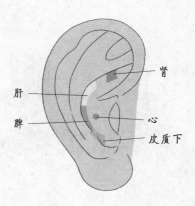

1. 捏揉肾上腺区、内生殖器区、内分泌区、交感区、神门区、盆腔区各 30 ~ 50 次，亦可用按摩棒对各反射区进行点按，各反射区可反复交替使用，每日早、晚各 1 次，直至疼痛缓解。

2. 捏揉皮质下区、肝区、肾区、心区、脾区各 30 ~ 50 次。亦可用按摩棒对各反射区进行点按，各反射区可反复交替使用，每日早、晚各 1 次，直至疼痛缓解。

小 / 贴 / 士

1. 痛经女性经期要注意保暖，避免寒冷；注意经期卫生，经期禁止房事；适当休息，不要过度疲劳；保持情绪稳定，避免暴怒、忧郁情绪；经期注意调理饮食，忌食辛辣、寒凉、生冷食品。

2. 双手掌心摩揉小腹 10 分钟，力度适中。

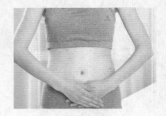

03 更年期综合征

更年期综合征又称为"绝经期综合征"，是指女性在绝经期前后由于卵巢功能减退而出现的一系列自主神经系统紊乱的症状。

足部按摩 | 可选肾上腺区，肾区，脑垂体区，生殖腺区，肝区（右足），甲状腺区，子宫、前列腺区，心脏区（左足），下腹部区，内耳迷路区，太冲穴，行间穴。

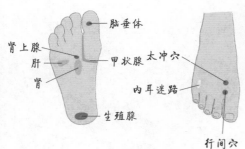
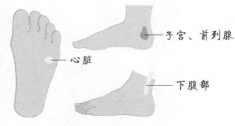

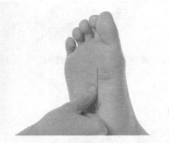
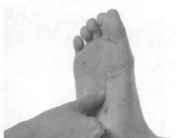

1. 拇指向心方向推肾上腺区2分钟。

2. 拇指向心方向推肾区2分钟。

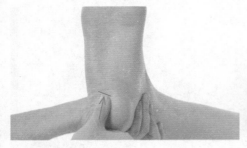
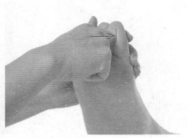

3. 拇指点生殖腺区3分钟。

4. 屈食指点脑垂体区3分钟。

141

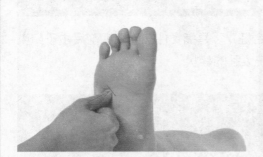

5. 拇指点肝区（右足）2 分钟。

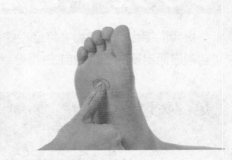

6. 拇指按揉甲状腺区 3 分钟。

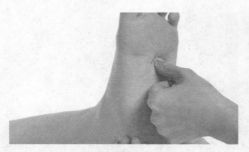

7. 拇指点心脏区（左足）3 分钟。

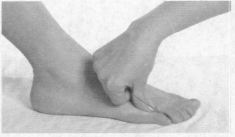

8. 拇指逆心方向推内耳迷路区 2 分钟。

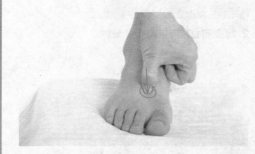

9. 拇指按揉太冲穴 3 分钟。

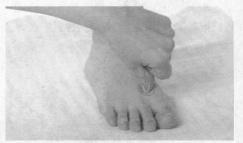

10. 拇指按揉行间穴 3 分钟。

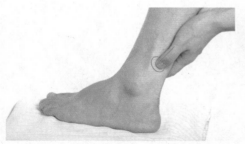

11. 拇指按揉下腹部区 3 分钟。

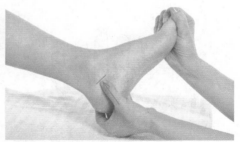

12. 拇指按子宫、前列腺区 3 分钟。

手部按摩 可选肾上腺区、肺和支气管区、心区（左手）、生殖腺区、脑垂体区、甲状旁腺区、肾区、肝区（右手）、脾区（左手）。

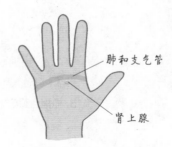

肺和支气管

肾上腺

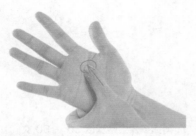

1. 拇指按揉肾上腺区 2 分钟。

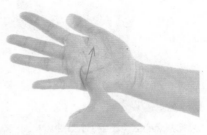

2. 拇指从内侧向外侧推肺和支气管区 2 分钟。

143

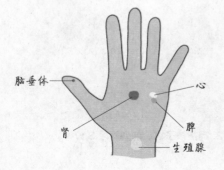

脑垂体

心

肾

脾

生殖腺

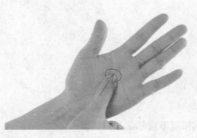

3. 拇指按揉肾区 2 分钟。

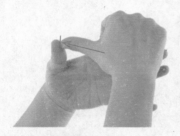

4. 拇指点脑垂体区 1 分钟。

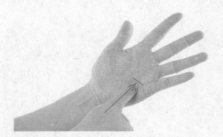

5. 拇指点脾区（左手）1 分钟。

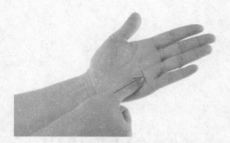

6. 拇指点心区（左手）1 分钟。

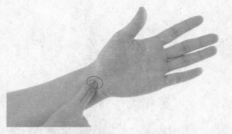

7. 拇指按揉生殖腺区 30 ～ 50 次。

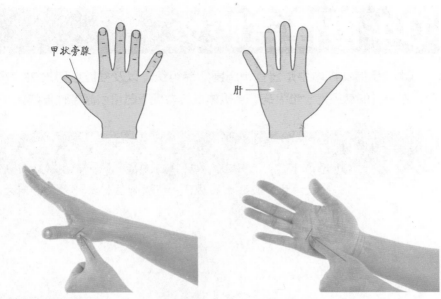

8. 拇指点甲状旁腺区 1 分钟。

9. 拇指点肝区（右手）1 分钟。

耳部按摩

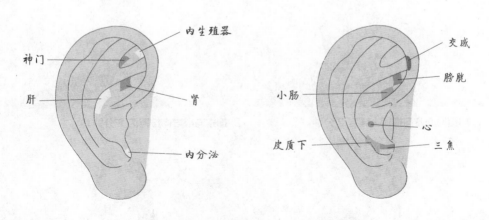

1. 捏揉内生殖器区、内分泌区、肝区、神门区、肾区各 30 ~ 50 次。亦可用按摩棒对各反射区进行点按，各反射区可反复交替使用，每日早、晚各 1 次，1 个月为 1 个疗程。

2. 捏揉皮质下区、交感区、三焦区、小肠区、心区、膀胱区各 30 ~ 50 次。亦可用按摩棒对各反射区进行点按，各反射区可反复交替使用，每日早、晚各 1 次，1 个月为 1 个疗程。

04 慢性盆腔炎

　　此病是指女性内生殖器官和周围结缔组织，以及盆腔腹膜发生的慢性炎症，是妇科的常见病、难治病，当机体抵抗力低下时可引起急性发作。

足部按摩 | 　　可选肾上腺区，肾区，输尿管区，膀胱区，上身淋巴腺区，阴茎、阴道、尿道区，生殖腺区，子宫、前列腺区，腹股沟区，腹腔神经丛区，下腹部区，太冲穴，行间穴。

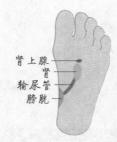

肾上腺
肾
输尿管
膀胱

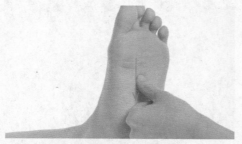

1. 拇指向心方向推肾上腺区 2 分钟。

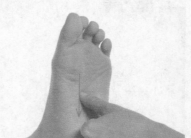

2. 拇指向心方向推肾区 2 分钟。

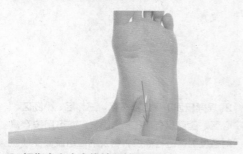

3. 拇指向心方向推输尿管区 2 分钟。

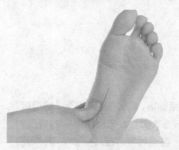

4. 拇指向心方向推膀胱区 2 分钟。

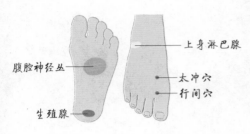

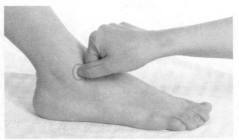

5. 拇指按揉上身淋巴腺区 3 分钟。

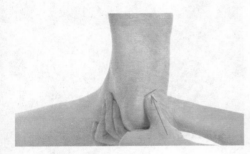

6. 拇指按生殖腺区 3 分钟。

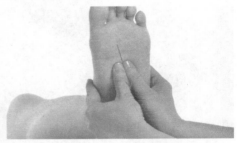

7. 双手拇指向心方向推腹腔神经丛区 30 秒。

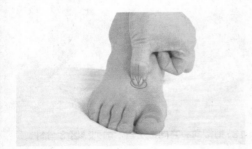

8. 拇指按揉太冲穴 2 分钟。

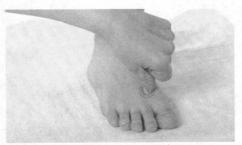

9. 拇指按揉行间穴 2 分钟。

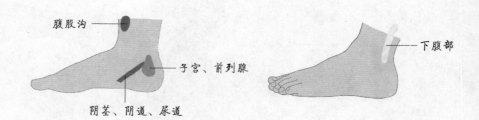

腹股沟

子宫、前列腺

阴茎、阴道、尿道

下腹部

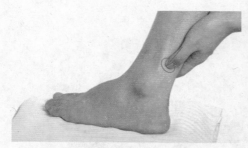

10. 拇指按揉下腹部区 3 分钟。

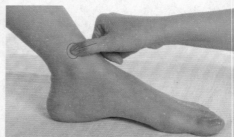

11. 拇指按揉腹股沟区 2 分钟。

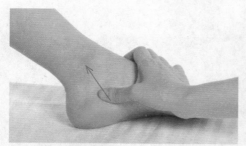

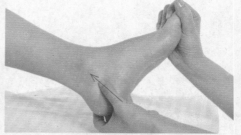

12. 拇指向心方向推阴茎、阴道、尿道区 3 分钟。13. 拇指向心方向推子宫、前列腺区 3 分钟。

手部按摩 | 可选肾上腺区、肾区、膀胱区、输尿管区、肺和支气管区、腹腔神经丛区、脾区（左手）、生殖腺区、肝区（右手）、下身淋巴腺区、上身淋巴腺区、甲状旁腺区、骶椎区，腰椎区，尾骨区。

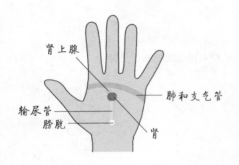

肾上腺
肺和支气管
输尿管
膀胱
肾

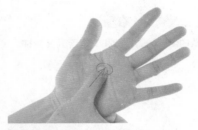

1. 拇指按揉肾上腺区 2 分钟。

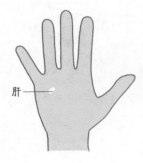

肝

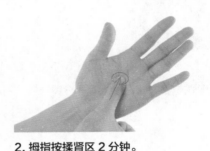

2. 拇指按揉肾区 2 分钟。

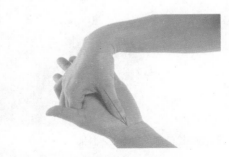

腹腔神经丛
脾
生殖腺

3. 拇指向心方向推输尿管区 2 分钟。

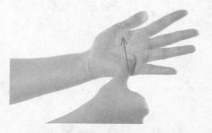

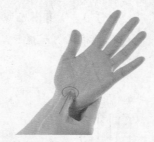

4. 拇指从内侧向外侧推肺和支气管区 2 分钟。

5. 拇指按揉膀胱区 2 分钟。

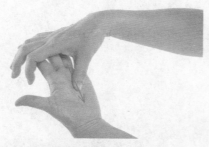

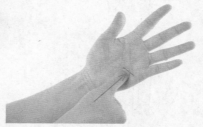

6. 拇指向心方向推腹腔神经丛区 1 分钟。

7. 拇指按脾区（左手）2 分钟。

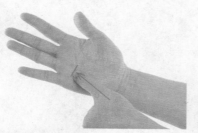

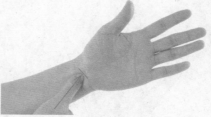

8. 拇指按肝区（右手）2 分钟。

9. 拇指按生殖腺区 2 分钟。

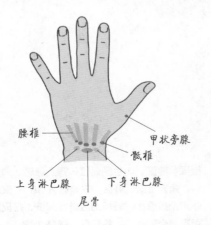

腰椎

甲状旁腺

骶椎

上身淋巴腺   下身淋巴腺

尾骨

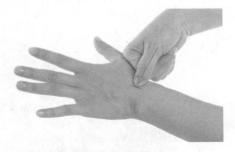

10. 拇指按下身淋巴腺区 2 分钟。

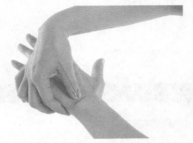

11. 拇指按上身淋巴腺区 2 分钟。

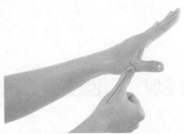

12. 拇指按甲状旁腺区 2 分钟。

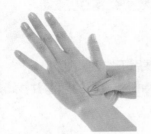

13. 拇指按骶椎区 1 分钟。

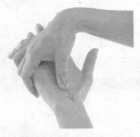

14. 拇指向心方向推腰椎区 1 分钟。

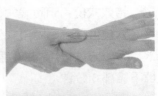

15. 拇指向心方向推尾骨区 1 分钟。

耳部按摩

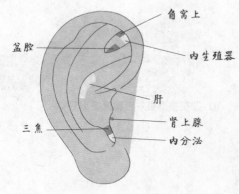

角窝上

盆腔

内生殖器

肝

三焦

肾上腺

内分泌

捏揉盆腔区、内生殖器区、肾上腺区、内分泌区、角窝上区、肝区、三焦区各 30 ~ 50 次。亦可用按摩棒对各反射区进行点按，各反射区可反复交替使用，每日早、晚各 1 次，1 个月为 1 个疗程。

小 / 贴 / 士

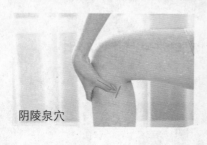

阴陵泉穴

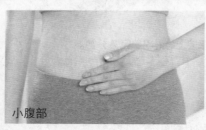

小腹部

特效穴位：阴陵泉穴、小腹部。

穴位位置：阴陵泉穴位于小腿内侧，胫骨内侧髁后下方凹陷处。

按摩方法：用拇指指腹按阴陵泉穴 1 分钟；将除拇指之外的四指并拢，摩擦下腹部 3 分钟。

05 白带过多

　　白带过多是指阴道分泌物明显增多，其质可清稀，也可有黄色、赤白色、脓性或恶臭味，常伴有腰酸痛、小腹坠胀、下肢酸软等症状。此病常见于内生殖器炎症或肿瘤。

足部按摩

可选肾上腺区，膀胱区，脑垂体区，脾区（左足），直肠区，生殖腺区，腰椎区，阴茎、阴道、尿道区。

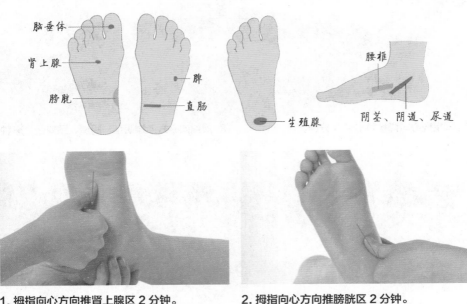

脑垂体　肾上腺　膀胱　脾　直肠　生殖腺　腰椎　阴茎、阴道、尿道

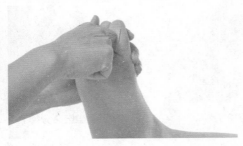

1. 拇指向心方向推肾上腺区 2 分钟。

2. 拇指向心方向推膀胱区 2 分钟。

3. 屈食指点脑垂体区 3 分钟。

4. 拇指点脾区（左足）3 分钟。

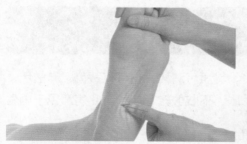

5. 拇指横推直肠区 3 分钟。

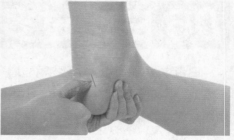

6. 拇指点生殖腺区 3 分钟。

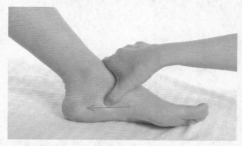

7. 拇指向心方向推腰椎区 3 分钟。

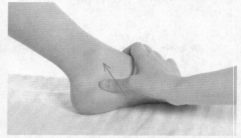

8. 拇指向心方向推阴茎、阴道、尿道区 3 分钟。

手部按摩

可选肾区、肾上腺区、生殖腺区、肝区（右手）、胆区（右手）、脾区（左手）、合谷穴。

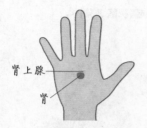

肾上腺
肾

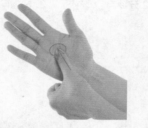

1. 拇指按揉肾区 2 分钟。

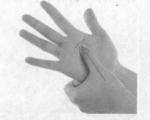

2. 拇指按肾上腺区 2 分钟。

154

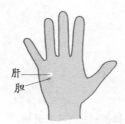

肝
胆

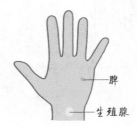

脾

生殖腺

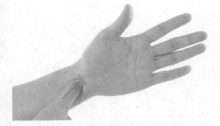

3. 拇指按生殖腺区 2 分钟。

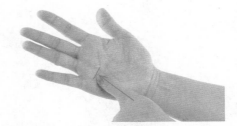

4. 拇指按肝区（右手）2 分钟。

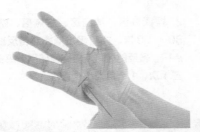

5. 拇指按胆区（右手）2 分钟。

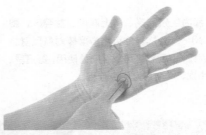

6. 拇指按揉脾区（左手）2 分钟。

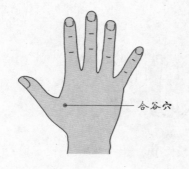

合谷穴

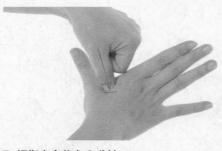

7. 拇指点合谷穴 2 分钟。

耳部按摩

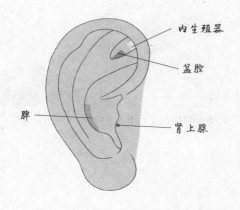

内生殖器

盆腔

脾

肾上腺

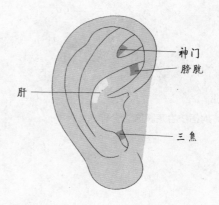

神门

膀胱

肝

三焦

1. 捏揉内生殖器区、肾上腺区、盆腔区、脾区各 30 ~ 50 次。亦可用按摩棒对各反射区进行点按，各反射区可反复交替使用，每日早、晚各 1 次，1 个月为 1 个疗程。

2. 捏揉肝区、神门区、三焦区、膀胱区各 30 ~ 50 次。亦可用按摩棒对各反射区进行点按，各反射区可反复交替使用，每日早、晚各 1 次，1 个月为 1 个疗程。

小 / 贴 / 士

1. 严格来讲，白带过多是一种临床症状，治疗前应先找出病因。若年龄在 40 岁以上，且经常有出血性白带，应立即去医院就诊，以排除肿瘤的可能。

2. 手足耳按摩对于慢性炎症导致的白带过多疗效较好。

06 崩　漏

崩漏是指由于功能障碍所导致的非周期性子宫出血，现代医学称之为功能性子宫出血。主要临床表现为月经周期的异常、月经量的增多、行经时间的延长等。

足部按摩

可选肾上腺区、膀胱区、生殖腺区、下腹部区、太冲穴、行间穴。

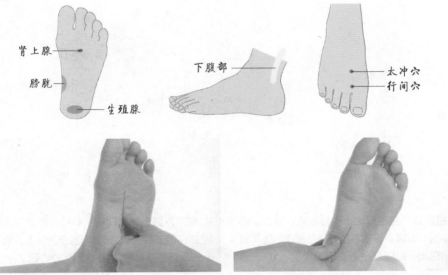

肾上腺
膀胱
生殖腺
下腹部
太冲穴
行间穴

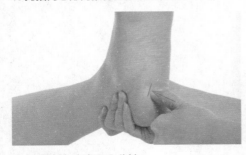

1. 拇指向心方向推肾上腺区 2 分钟。

2. 拇指向心方向推膀胱区 2 分钟。

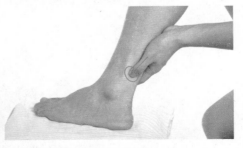

3. 拇指点生殖腺区 2 分钟。

4. 拇指按揉下腹部区 2 分钟。

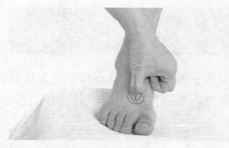

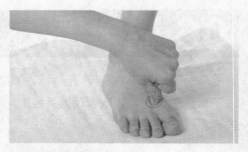

5. 拇指按揉太冲穴 2 分钟。

6. 拇指按揉行间穴 2 分钟。

耳部按摩

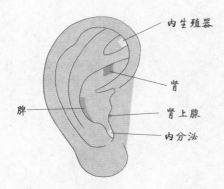

内生殖器

肾

脾

肾上腺

内分泌

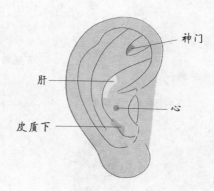

神门

肝

心

皮质下

1. 主区取内生殖器区、内分泌区、肾区、肾上腺区、脾区。将王不留行子贴压在所选耳部反射区上，每隔 3 ~ 5 天更换 1 次，10 次为 1 个疗程。

2. 配区取肝区、神门区、心区、皮质下区。将王不留行子贴压在所选耳部反射区上，每隔 3 ~ 5 天更换 1 次，10 次为 1 个疗程。

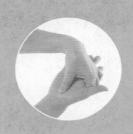

第五章
对症按摩治疗男性病

01 前列腺炎

前列腺炎是前列腺腺体组织非特异性感染所引起的炎症性疾病。临床以尿频、尿急，排尿不畅、排尿时下腹部或会阴部烧灼、坠胀、疼痛为特点。

足部按摩 | 可选肾上腺区，肾区，输尿管区，膀胱区，生殖腺区，子宫、前列腺区，脑垂体区，阴茎、阴道、尿道区，太冲穴，太溪穴。

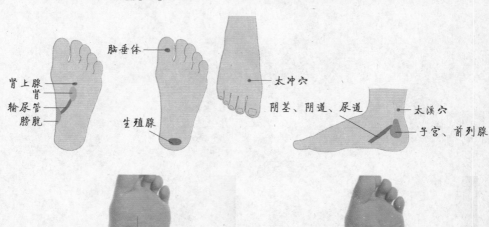

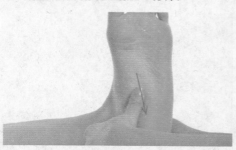

1. 拇指向心方向推肾上腺区 3 分钟。

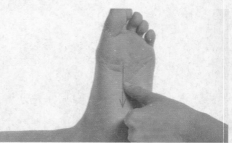

2. 拇指向心方向推肾区 3 分钟。

3. 拇指向心方向推输尿管区 3 分钟。

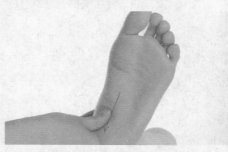

4. 拇指向心方向推膀胱区 3 分钟。

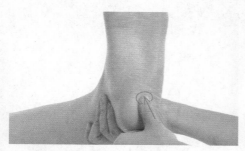

5. 拇指按揉生殖腺区 2 分钟。

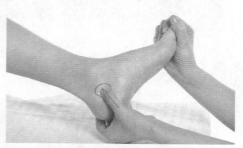

6. 拇指按揉子宫、前列腺区 3 分钟。

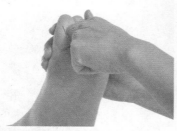

7. 屈食指点脑垂体区 3 分钟。

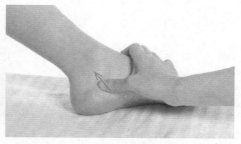

8. 拇指向心方向推阴茎、阴道、尿道区 3 分钟。

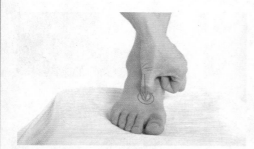

9. 拇指按揉太冲穴 2 分钟。

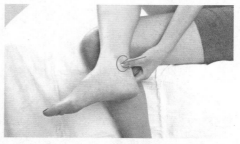

10. 拇指按揉太溪穴 2 分钟。

手部按摩

可选肾区、肾上腺区、膀胱区、输尿管区、生殖腺区、胃区、脑垂体区、腹腔神经丛区。

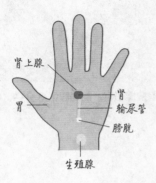

肾上腺
胃
肾
输尿管
膀胱
生殖腺

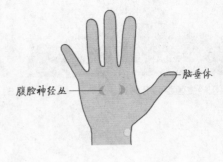

腹腔神经丛
脑垂体

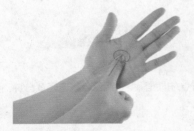

1. 拇指按揉肾区 2 分钟。

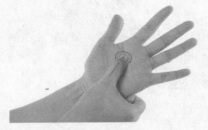

2. 拇指按揉肾上腺区 2 分钟。

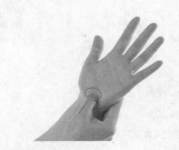

3. 拇指按揉膀胱区 2 分钟。

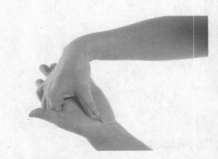

4. 拇指向心方向推输尿管区 2 分钟。

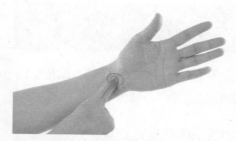

5. 拇指按揉生殖腺区 2 分钟。

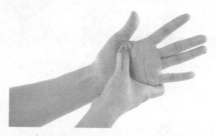

6. 拇指按揉胃区 2 分钟。

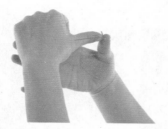

7. 拇指点脑垂体 1 分钟。

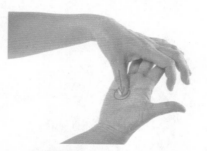

8. 拇指按揉腹腔神经丛区 1 分钟。

耳部按摩

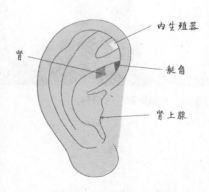

肾

内生殖器

艇角

肾上腺

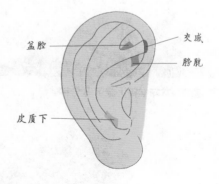

盆腔

交感

膀胱

皮质下

1. 捏揉艇角区、内生殖器区、肾区、肾上腺区各 30 ~ 50 次。亦可用按摩棒对各反射区进行点按，各反射区可反复交替使用，每日早、晚各 1 次，1 个月为 1 个疗程。

2. 捏揉膀胱区、交感区、盆腔区、皮质下区各 30 ~ 50 次。亦可用按摩棒对各反射区进行点按，各反射区可反复交替使用，每日早、晚各 1 次，1 个月为 1 个疗程。

02 阳　痿

阳痿可分为先天性和病理性两种，后者多见，而且治愈率较高。阳痿可因其他器官病变或全身性疾病导致，也可因为焦虑、急躁、疲劳等因素而发生。

足部按摩 | 可选肾上腺区，肾区，脑垂体区，生殖腺区，甲状腺区，腹股沟区，子宫、前列腺区，涌泉穴。

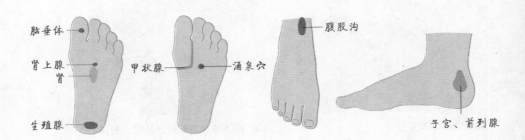

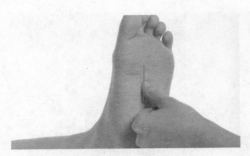

1. 拇指向心方向推肾上腺区 3 分钟。

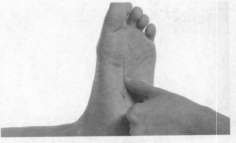

2. 拇指向心方向推肾区 3 分钟。

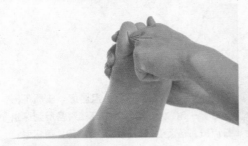

3. 屈食指点脑垂体区 2 分钟。

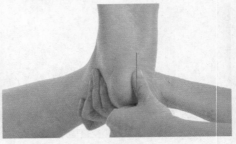

4. 拇指向心方向推生殖腺区 3 分钟。

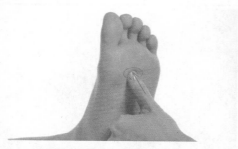

5. 拇指按揉甲状腺区 3 分钟。

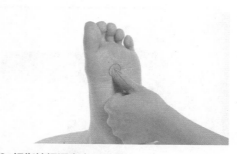

6. 拇指按揉涌泉穴 3 分钟。

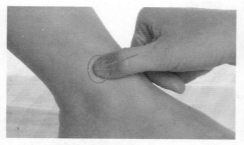

7. 拇指按揉腹股沟区 2 分钟。

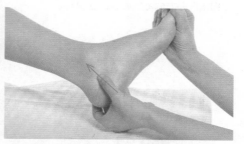

8. 拇指向心方向推子宫、前列腺区 3 分钟。

手部按摩 ｜ 可选输尿管区、心区（左手）、脑垂体区、脾区（左手）、腹股沟区、腹腔神经丛区、肺和支气管区、生殖腺区、胰腺区、肝区（右手）、肾区、肾上腺、膀胱区。

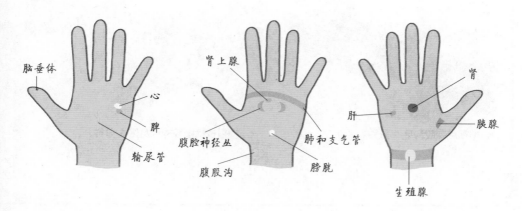

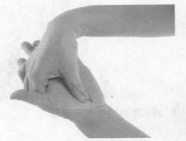

1. 拇指向心方向推输尿管区 2 分钟。

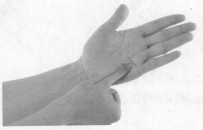

2. 拇指点心区（左手）1 分钟。

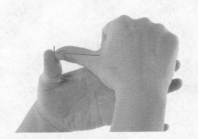

3. 拇指点脑垂体区 1 分钟。

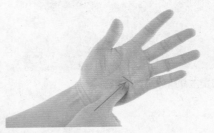

4. 拇指点脾区（左手）1 分钟。

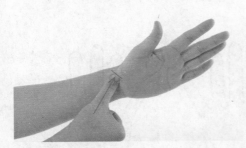

5. 拇指点腹股沟区 1 分钟。

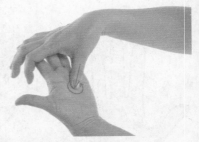

6. 拇指按揉腹腔神经丛区 1 分钟。

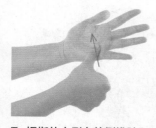

7. 拇指从内侧向外侧推肺和支气管区 3 分钟。

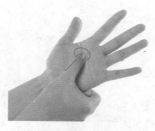

8. 拇指按揉肾上腺区 2 分钟。

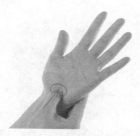

9. 拇指按揉膀胱区 2 分钟。

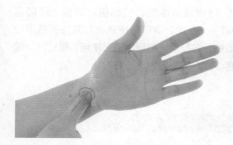

10. 拇指按揉生殖腺区 2 分钟。

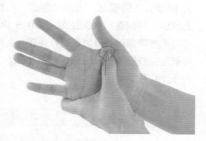

11. 拇指按揉胰腺区 2 分钟。

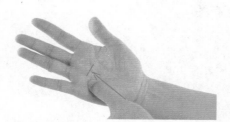

12. 拇指点肝区（右手）1 分钟。

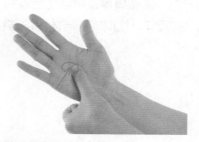

13. 拇指按揉肾区 2 分钟。

耳部按摩

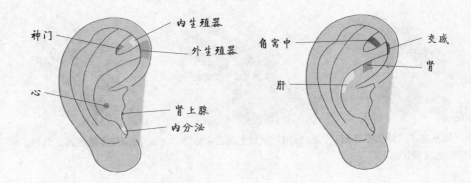

1. 捏揉外生殖器区、内生殖器区、心区、肾上腺区、神门区、内分泌区各 30 ~ 50 次。亦可用按摩棒对各反射区进行点按，各反射区可反复交替使用，每日早、晚各 1 次，1 个月为 1 个疗程。

2. 捏揉角窝中区、交感区、肾区、肝区各 30 ~ 50 次。亦可用按摩棒对各反射区进行点按，各反射区可反复交替使用，每日早、晚各 1 次，1 个月为 1 个疗程。

小 / 贴 / 士

1. 进行手足耳按摩治疗前应先排除器质性疾病。

2. 手足耳按摩具有补肾壮阳的功效，能促进激素分泌，增强性功能，长期坚持按摩对此病具有一定的疗效。

3. 多食用富含微量元素锌，以及精氨酸含量丰富的食物，如山药、鳝鱼、生蚝等，性欲降低与体内这些物质缺乏有关。

03 遗 精

遗精是指不因性生活而精液频繁遗泄的病症。按摩能够调整大脑中枢神经系统的功能，补肾固精，是治疗此病的良好方法。

足部按摩 | 可选肾上腺区，肾区，脑垂体区，生殖腺区，子宫、前列腺区，涌泉穴，腹股沟区，大脑区，阴茎、阴道、尿道区。

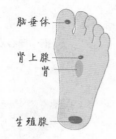

脑垂体
肾上腺
肾
生殖腺

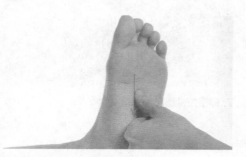

1. 拇指向心方向推肾上腺区2分钟。

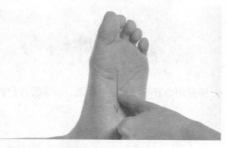

2. 拇指向心方向推肾区2分钟。

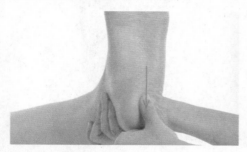

3. 拇指向心方向推生殖腺区3分钟。

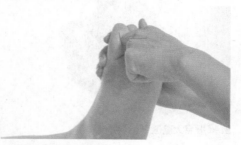

4. 屈食指点脑垂体区2分钟。

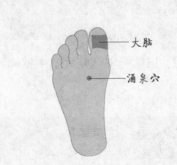

大脑

涌泉穴

腹股沟

阴茎、阴道、尿道

子宫、前列腺

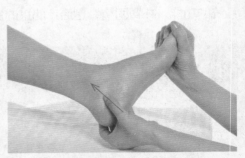

5.拇指向心方向推子宫、前列腺区3分钟。

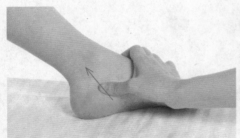

6.拇指向心方向推阴茎、阴道、尿道区3分钟。 7.拇指按揉腹股沟区2分钟。

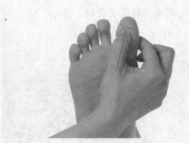

8.拇指点大脑区3分钟。

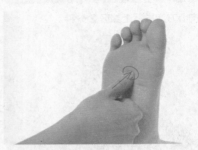

9.拇指按揉涌泉穴3分钟。

手部按摩

可选肾区、肾上腺区、膀胱区、输尿管区、肺和支气管区、甲状腺区、大脑区、脑垂体区、生殖腺区、合谷穴。

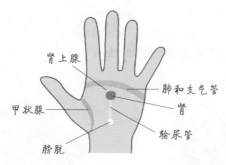

肾上腺
甲状腺
膀胱
肺和支气管
肾
输尿管

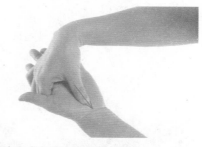

1. 拇指向心方向推输尿管区 2 分钟。

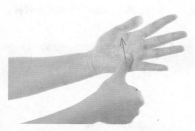

2. 拇指从内侧向外侧推肺和支气管区 1 分钟。

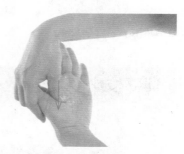

3. 拇指向心方向推甲状腺区 1 分钟。

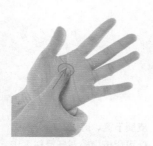

4. 拇指按揉肾上腺区 2 分钟。

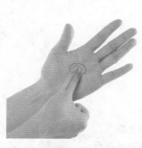

5. 拇指按揉肾区 2 分钟。

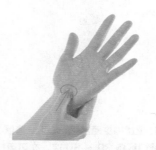

6. 拇指按揉膀胱区 2 分钟。

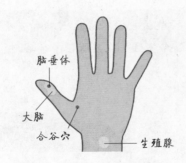

脑垂体
大脑
合谷穴
生殖腺

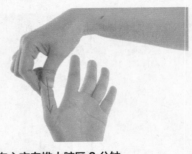

7. 拇指向心方向推大脑区 3 分钟。

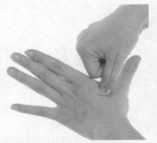

8. 拇指按合谷穴 2 分钟。

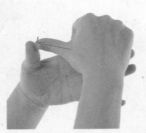

9. 拇指按脑垂体区 3 分钟。

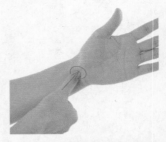

10. 拇指按揉生殖腺区 3 分钟。

耳部按摩

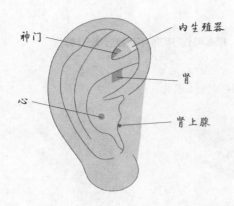

神门
内生殖器
心
肾
肾上腺

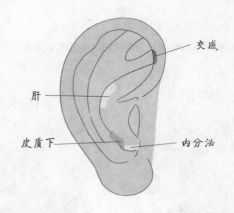

交感
肝
皮质下
内分泌

1. 捏揉内生殖器区、心区、肾区、肾上腺区、神门区各 30 ~ 50 次。亦可用按摩棒对各反射区进行点按，各反射区可反复交替使用，每日早、晚各 1 次，1 个月为 1 个疗程。

2. 捏揉交感区、皮质下区、肝区、内分泌区各 30 ~ 50 次。亦可用按摩棒对各反射区进行点按，各反射区可反复交替使用，每日早、晚各 1 次，1 个月为 1 个疗程。

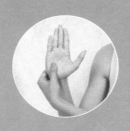

第六章
美容保健特效按摩

01 排毒养颜

面部出现皱纹、雀斑、痤疮等问题，多由人体内分泌功能失调或体内激素紊乱所致。因此，调节人体内分泌功能及激素水平，排出体内多余毒素，才能美颜排毒、祛皱抗衰。

足部按摩 ｜ 可选肺和支气管区、胃区、肝区（右足）、肾区、脾区（左足）、足窍阴穴、足临泣穴。

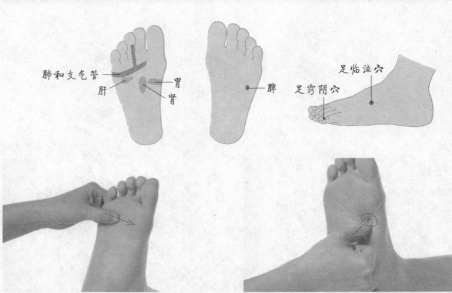

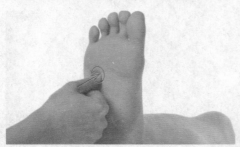

1. 拇指从外侧向内侧推肺和支气管区 2 分钟。

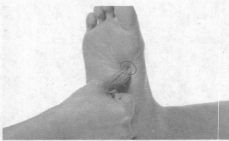

2. 拇指按揉胃区 3 分钟。

3. 拇指按揉肝区（右足）3 分钟。

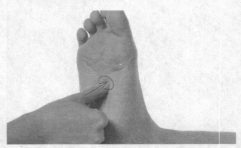

4. 拇指按揉肾区 3 分钟。

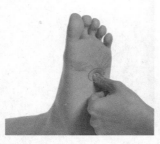
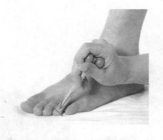
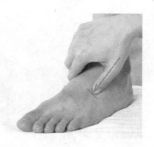

5.拇指按揉脾区（左足）3 分钟。

6.用拇指或按摩棒点足窍阴穴 3分钟。

7.拇指点足临泣穴3分钟。

手部按摩 可选大肠区、肺和支气管区、胃区、肾区、关冲穴、阳池穴。

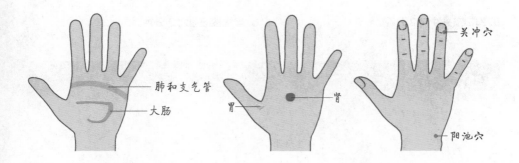

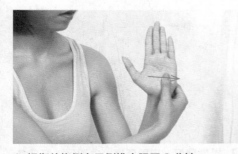
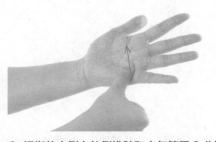

1.拇指从桡侧向尺侧推大肠区3分钟。

2.拇指从内侧向外侧推肺和支气管区3分钟。

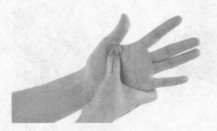

3. 拇指按揉胃区 3 分钟。

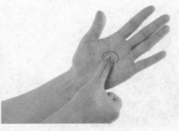

4. 拇指按揉肾区 3 分钟。

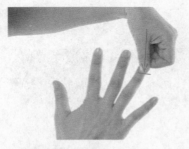

5. 拇指按关冲穴 2 分钟。

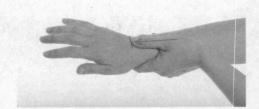

6. 拇指按阳池穴 2 分钟。

耳部按摩

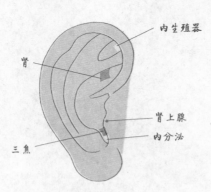

内生殖器
肾
肾上腺
内分泌
三焦

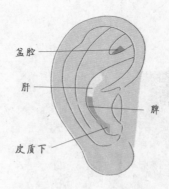

盆腔
肝
脾
皮质下

1. 捏揉内分泌区、内生殖器区、肾上腺区、三焦区、肾区各 30 ~ 50 次，亦可对各反射区用耳压法治疗。

2. 捏揉脾区、皮质下区、盆腔区、肝区各 30 ~ 50 次，每日早、晚各 1 次。亦可对各反射区用耳压法治疗。

02 祛　皱

随着年龄的增长，身体慢慢衰老，其中，皱纹是衰老最明显的标志之一。因此祛除皱纹是抗衰老的重要方式。

足部按摩

可选肾上腺区、大脑区、鼻区、胃区、涌泉穴。

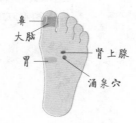

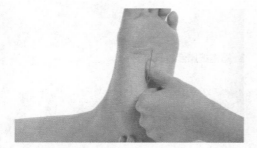

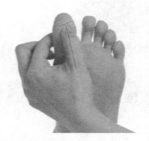

1. 拇指向心方向推肾上腺区 3 分钟。

2. 拇指点大脑区 3 分钟。

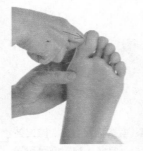

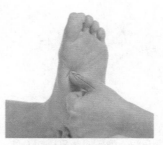

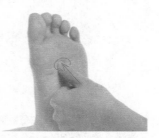

3. 屈食指点鼻区 3 分钟。

4. 拇指点胃区 1 分钟。

5. 拇指按揉涌泉穴 3 分钟。

手部按摩 | 可选肾上腺区、肾区、合谷穴。

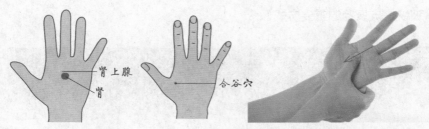

1. 拇指向心方向推肾上腺区 3 分钟。

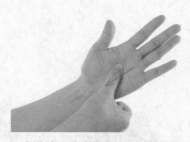

2. 拇指向心方向推肾区 3 分钟。

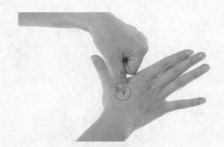

3. 拇指按揉合谷穴 2 分钟。

耳部按摩

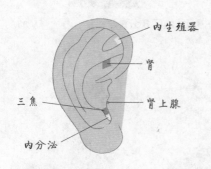

1. 捏揉内分泌区、内生殖器区、肾上腺区、三焦区、肾区各 30 ~ 50 次。每日早、晚各 1 次。亦可用按摩棒对各反射区进行点按。

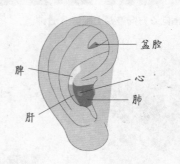

2. 捏揉脾区、肝区、盆腔区、心区、肺区各 30 ~ 50 次。每日早、晚各 1 次。亦可用按摩棒对各反射区进行点按。

03 丰胸、美胸

拥有丰满的胸部是每个女性的梦想。这里我们为大家介绍手足耳按摩丰胸、美胸的操作方法。这种方法简单、经济、安全，需要坚持按摩，才会看到效果。

足部按摩 | 可选胸区、生殖腺区。

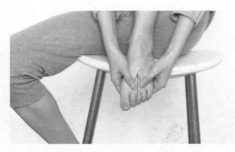

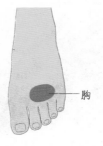

胸

1. 双手拇指向心方向推胸区 2 分钟。

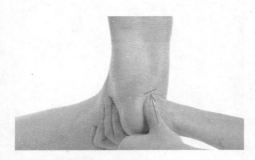

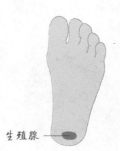

生殖腺

2. 拇指点生殖腺区 3 分钟。

手部按摩 | 可选肝区（右手）、肾区。

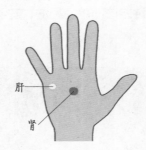

肝

肾

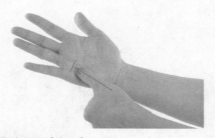

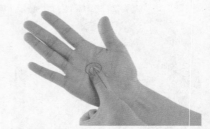

1. 拇指点肝区（右手）1分钟。

2. 拇指按揉肾区3分钟。

耳部按摩

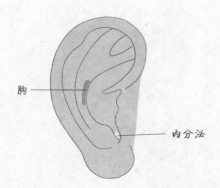

胸

内分泌

捏揉内分泌区、胸区各30～50次。每日早、晚各1次。亦可用按摩棒对各反射区进行点按。

04 养心安神

心经及心包经分别在每天的11：00～13：00、19：00～21：00最旺。因此在以上时间按摩心经及心包经会大有益处，尤其是在夏季，气候炎热，更应该注重养心。

足部按摩 | 可选心脏区（左足）、肝区（右足）、大脑区、涌泉穴。

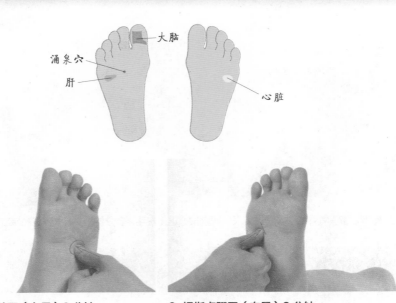

1. 拇指按揉心脏区（左足）3 分钟。

2. 拇指点肝区（右足）3 分钟。

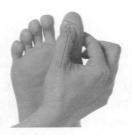

3. 拇指点大脑区 3 分钟。

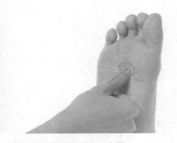

4. 拇指按揉涌泉穴 3 分钟。

手部按摩 | 可选劳宫穴、中冲穴、少商穴、心区（左手）。

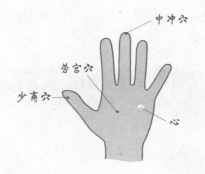

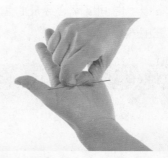

1. 拇指、食指捏劳宫穴 3 分钟。

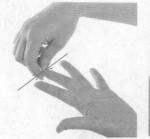

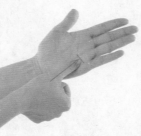

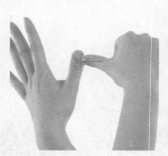

2. 拇指、食指捏中冲穴 3 分钟。 3. 拇指按心区（左手）3 分钟。 4. 拇指按少商穴 3 分钟。

耳部按摩

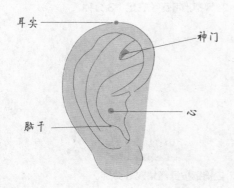

捏揉神门区、脑干区、心区、耳尖各 30 ～ 50 次。亦可用按摩棒对各反射区进行点按，各反射区可反复交替使用，每日早、晚各 1 次，1 个月为 1 个疗程。

05 疏肝利胆

春季万物复苏、阳气日渐旺盛，是人体新陈代谢最为活跃的时期，同时也是养肝护胆、治疗肝胆方面疾病的最佳时期。

足部按摩 | 可选腹腔神经丛区、肝区（右足）、肾区、输尿管区、膀胱区、胆区（右足）、涌泉穴、行间穴、太冲穴。

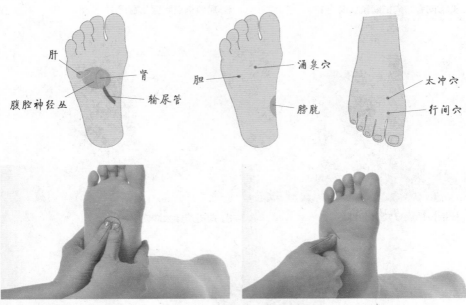

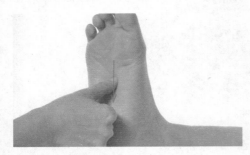

1. 拇指按揉腹腔神经丛区 30 秒。

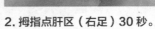

2. 拇指点肝区（右足）30 秒。

3. 拇指向心方向推肾区 2 分钟。

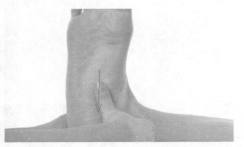

4. 拇指向心方向推输尿管区 2 分钟。

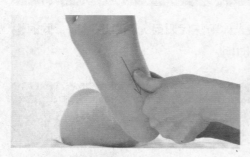

5. 拇指向心方向推膀胱区 2 分钟。

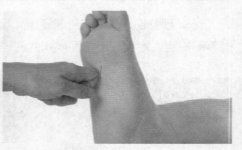

6. 屈食指点胆区（右足）1 分钟。

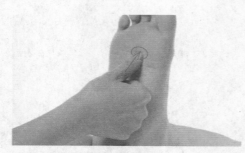

7. 拇指按揉涌泉穴 2 分钟。

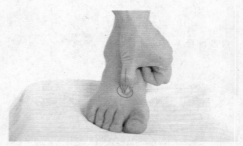

8. 拇指按揉太冲穴 2 分钟。

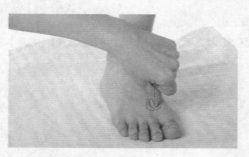

9. 拇指按揉行间穴 2 分钟。

手部按摩 可选肾区、肝区（右手）、胆区（右手）、大脑区。

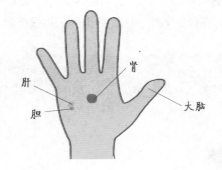

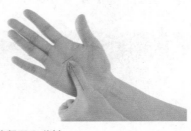

1. 拇指按肾区 3 分钟。

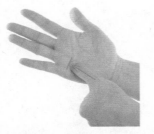 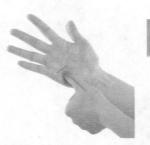 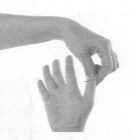

2. 拇指按肝区（右手）3 分钟。 3. 拇指按胆区（右手）3 分钟。 4. 拇指按大脑区 3 分钟。

耳部按摩

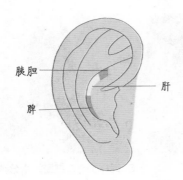

取脾区、肝区、胰胆区，用王不留行子贴压上述耳穴，亦可用食指或按摩棒对各反射区进行点按，各反射区可反复交替使用，每日早、晚各 1 次，1 个月为 1 个疗程。

06 健脾和胃

夏季养脾，秋季护胃。有很多人容易"苦夏"，表现为疲倦乏力、食欲缺乏。此时，健脾胃，可达到开胃增食、精神振作的效果，因此夏天养脾胃很重要。

足部按摩 | 可选脾区（左足）、胃区、腹腔神经丛区、胰腺区、十二指肠区。

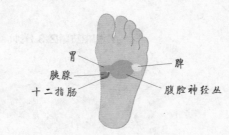

胃
胰腺
十二指肠
脾
腹腔神经丛

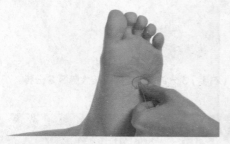

1. 拇指按揉脾区（左足）3 分钟。

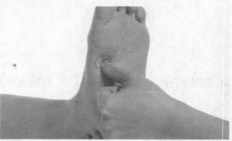

2. 拇指按揉胃区 3 分钟。

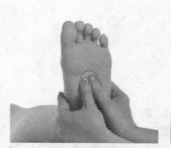

3. 双手拇指按揉腹腔神经丛区 3 分钟。

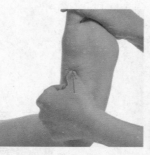

4. 拇指点胰腺区 20 次。

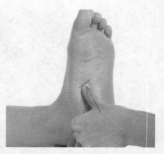

5. 拇指按十二指肠区 1 分钟。

手部按摩

可选脾区（左手），胃区，肾区，胃、脾、大肠区。

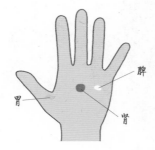
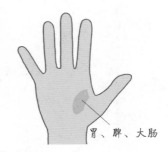

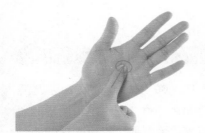

1. 拇指按揉肾区 3 分钟。

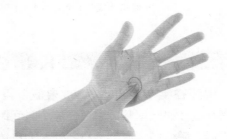

2. 拇指按揉脾区（左手）3 分钟。

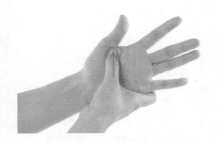

3. 拇指按揉胃区 3 分钟。

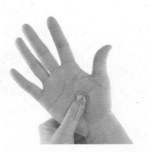

4. 拇指按揉胃、脾、大肠区 3 分钟。

耳部按摩

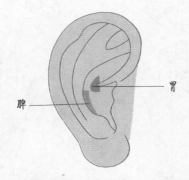

脾

胃

取脾区、胃区，用王不留行子贴压于上述耳部反射区上。
亦可用食指或按摩棒对各反射区进行点按，每日早、
晚各 1 次，1 个月为 1 个疗程。

小 / 贴 / 士

　　脾经在上午 9:00 ～ 11:00 最旺，胃经在上午 7:00 ～ 9:00 最旺，因此养脾胃就要按时吃早餐，早餐在这个时间段内开始消化，食物在经过胃肠道的消化之后，养分被运送到全身各处，为身体提供营养，脾就是负责运输这些养分的器官。

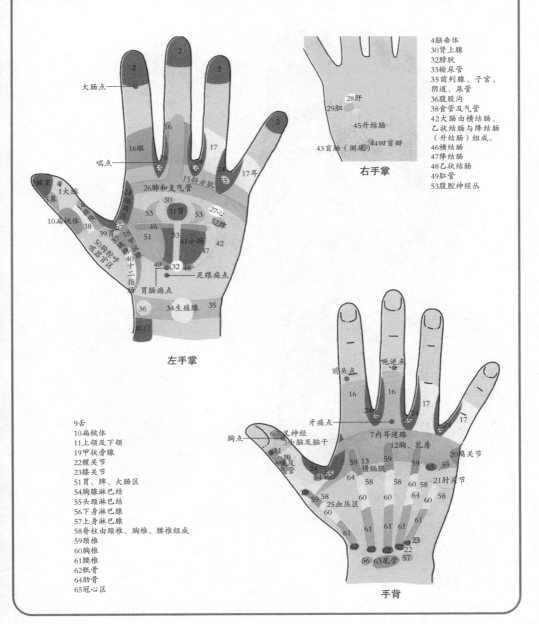

右手掌

4脑垂体
30肾上腺
32膀胱
33输尿管
35前列腺、子宫、阴道、尿管
36腹股沟
38食管及气管
42大肠由横结肠、乙状结肠与降结肠（升结肠）组成。
46横结肠
47降结肠
48乙状结肠
49肛管
53腹腔神经丛

左手掌

手背

9舌
10扁桃体
11上颌及下颌
19甲状旁腺
22髋关节
23膝关节
51胃、脾、大肠区
54胸腺淋巴结
55头颈淋巴结
56下身淋巴腺
57上身淋巴腺
58脊柱由颈椎、胸椎、腰椎组成
59颈椎
60胸椎
61腰椎
62骶骨
64肋骨
65冠心区

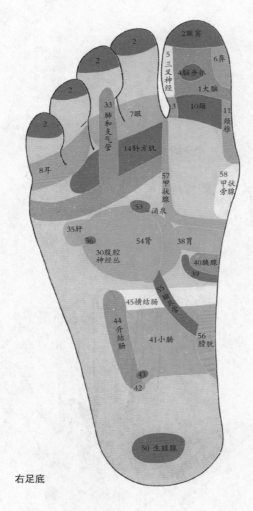

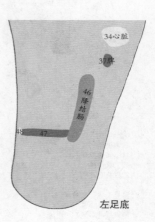

3脑干、小脑
9内耳迷路
36胆囊
39十二指肠
42盲肠（阑尾）
43回肩瓣
47直肠
48肛门
53肾上腺

2颈窦
5 三叉神经
4脑垂休
6鼻
1大脑
3
10颈
11颈椎
33肺和支气管
7眼
14斜方肌
8耳
57甲状腺
58甲状旁腺
53 涌泉
35肝
36
54肾
38胃
30腹腔神经丛
40胰腺
39
45横结肠
44升结肠
41小肠
56膀胱
43
42
50 生殖腺

右足底

34心脏
37脾
46降结肠
48
47

左足底

190

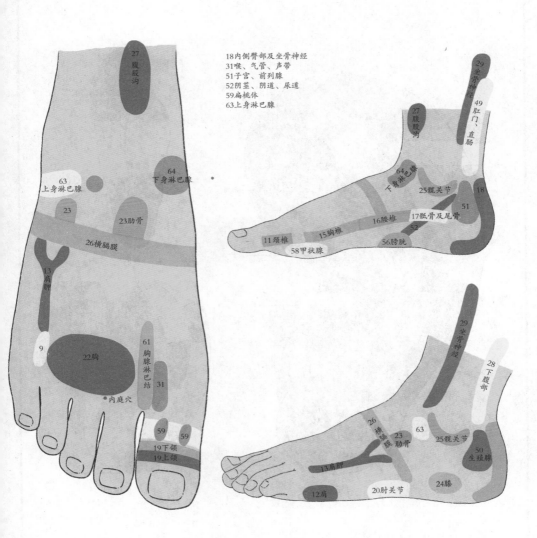

18内侧臀部及坐骨神经
31喉、气管、声带
51子宫、前列腺
52阴茎、阴道、尿道
59扁桃体
63上身淋巴腺

27腹股沟

64下身淋巴腺

63上身淋巴腺

23

23肋骨

26横膈膜

13肩胛

9

22胸

61胸腺淋巴结

31

内庭穴

59 59

19下颌

19上颌

29坐骨神经

27腹股沟

49肛门、直肠

64下身淋巴腺

25髋关节

17骶骨及尾骨

18

51

52

11颈椎

15胸椎

16腰椎

58甲状腺

56膀胱

29坐骨神经

28下腹部

26横膈膜

23肋骨

63

25髋关节

50生殖腺

13肩胛

20肘关节

24膝

12肩

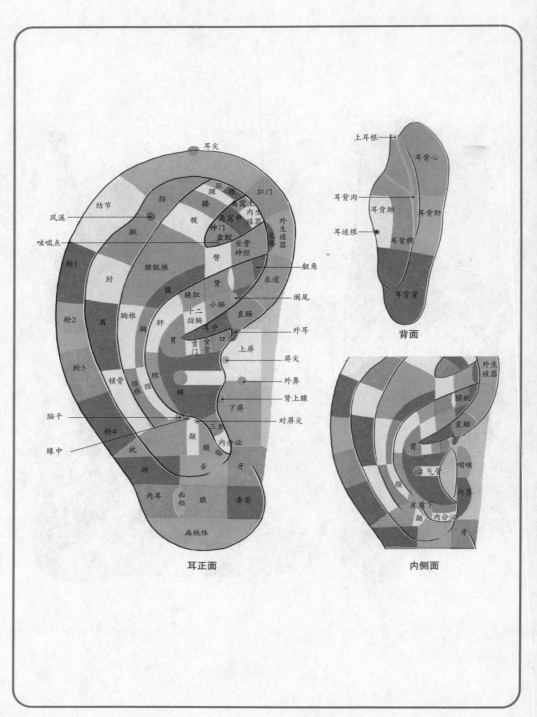

耳尖
趾 踝 跟 肛门
指 膝 角寫上 内生殖器
结节 腕 髋 角寫中 交感
风溪 神门 盆腔
咳喘点 坐骨神经
轮1 腰骶椎 臀 艇角
肘 腹 肾 尿道
轮2 肩 胸椎 胰胆 小肠 阑尾
胸 肝 十二指肠 直肠
锁骨 颈椎 脾 胃 中 口 食管 贲门 外耳
轮3 颈 上屏 屏尖
肺 外鼻
脑干 下屏 肾上腺
缘中 轮4 枕 三焦 颞 额 内分泌 对屏尖
颌 舌 牙
内耳 面颊 眼 垂前
扁桃体

耳正面

上耳根 耳背心
耳背沟 耳背肺 耳背肝
耳迷根 耳背脾
耳背肾

背面

外生殖器
膀胱
直肠
胃 咽喉
心 气管 颈 内鼻
皮质下 额 内分泌
牙

内侧面